Dwarikanath Rout
Avinash Tiwari
Nihar Ranjan Mohanty

Flessibilità del muscolo del polpaccio

AF156382

Dwarikanath Rout
Avinash Tiwari
Nihar Ranjan Mohanty

Flessibilità del muscolo del polpaccio

Efficacia dell'esercizio eccentrico e dello stretching statico

ScienciaScripts

Cover image: www.ingimage.com

This book is a translation from the original published under ISBN 978-620-6-17764-7.

Publisher:
Sciencia Scripts
is a trademark of
Dodo Books Indian Ocean Ltd. and OmniScriptum S.R.L publishing group

120 High Road, East Finchley, London, N2 9ED, United Kingdom
Str. Armeneasca 28/1, office 1, Chisinau MD-2012, Republic of Moldova, Europe
Printed at: see last page
ISBN: 978-620-7-23735-7

Contenuti

LA FLESSIBILITÀ DEL MUSCOLO DEL POLPACCIO

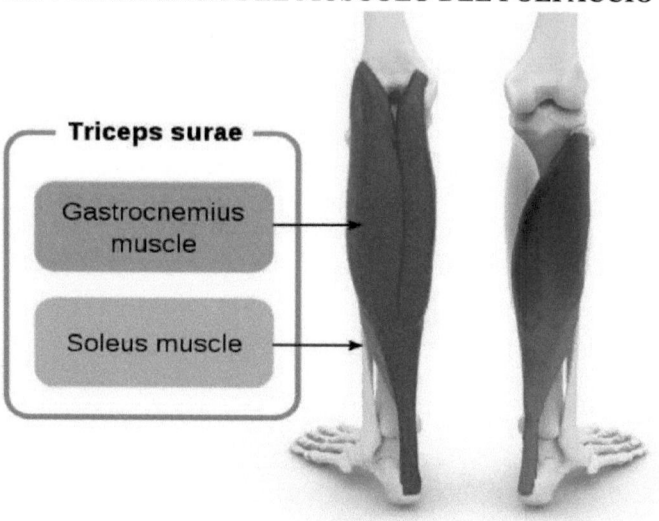

DEDICATO A PAPA E BISWARANJAN SIR

Dwarikanath Rout

RICONOSCIMENTO

Innanzitutto, vorrei ringraziare Dio Onnipotente, per avermi dato la forza, la conoscenza, la capacità e l'opportunità di procedere con successo. Poi vorrei ringraziare tutte le persone che hanno reso possibile il mio lavoro. Colgo l'occasione per estendere la mia sincera gratitudine e il mio apprezzamento a tutte quelle persone preziose che hanno contribuito in molti modi al successo di questo lavoro di studio.

*Al momento della realizzazione, sono grato al mio stimato **Prof. (Dr). Shyamal Koley, professore e capo del Dipartimento di Fisioterapia dell'Università Guru Nanak Dev di Amritsar**. È un vero piacere esprimere il mio profondo senso di gratitudine nei suoi confronti per avermi fornito continua ispirazione e preziosi consigli per portare a termine il mio lavoro di ricerca. Avendo un'agenda fitta di impegni, si è sempre reso disponibile a chiarire i miei dubbi e considero una grande opportunità lavorare sotto la sua guida e imparare da lui e dalla sua preziosa esperienza.*

*Al momento della realizzazione, sono grata alla mia stimata supervisore, **la signora Sandeep Kaur, (MPT), professore assistente, Dipartimento di Fisioterapia, Guru Nanak Dev University, Amritsar**, che mi ha immensamente aiutato e reso i suoi preziosi consigli, il suo tempo prezioso, le sue conoscenze e le sue informazioni rilevanti per quanto riguarda la raccolta dei dati e i cui suggerimenti e indicazioni mi hanno illuminato su questo argomento.*

Ho il privilegio di ringraziare tutti i miei stimati docenti del dipartimento per la loro guida tempestiva, i suggerimenti, l'incoraggiamento e il sostegno nel presente studio.

Sono grata al mio piccolo mondo costituito dalla mia famiglia.

Sono molto grato a tutti i partecipanti che mi hanno sostenuto e collaborato nel mio lavoro di ricerca.

*Ringrazio tutti i miei amici, in particolare **Sanchika, Raina, Swati, Vikram, Abhishek**, per avermi non solo incoraggiato, ma anche per il loro interesse nel conoscere il mio lavoro.*

*Sono molto grato ai miei **colleghi Biswaranjan Das, Nihar Ranjan Mohanty e Avinash Tiwari** per avermi aiutato, sostenuto e incoraggiato.*

Vorrei anche estendere i miei sinceri ringraziamenti al personale non docente del dipartimento, che mi ha aiutato a portare a termine con successo questo progetto.

Dwarikanath Rout

CAPITOLO 1

INTRODUZIONE

La flessibilità è la capacità di un muscolo di allungarsi e di permettere a un'articolazione (o a più articolazioni in serie) di muoversi attraverso un movimento (ROM) e la perdita di flessibilità è una diminuzione della capacità di un muscolo di funzionare. La flessibilità muscolare è un aspetto importante della normale funzione umana. Una flessibilità adeguata è importante per mantenere l'equilibrio, l'agilità e la funzione muscolo-scheletrica. La rigidità articolare e l'irrigidimento muscolare riducono le prestazioni atletiche e aumentano le lesioni muscolo-scheletriche. La flessibilità aiuta a migliorare le prestazioni in generale e in ambito atletico (Sudhakar S et al., 2016).

La flessibilità è una forma fisica e viene spesso valutata in base al range di movimento delle articolazioni (Herris, M.L. 1996; Alter, M. J. 1996). È definita come "l'esecuzione di movimenti fluidi ed estesi delle articolazioni del corpo" (Herris et al., 1996; Takada et al., 1998). Le relazioni sull'importanza della flessibilità si sono concentrate sul contributo alla prevenzione degli infortuni e al miglioramento delle prestazioni sportive (Yamamoto T. et al., 1996; Witvrouw & Lysen, 2000; Sharon & Susan, 1993). La flessibilità è considerata un elemento essenziale del normale funzionamento biomeccanico nello sport (Hopper, Decan & Das et al., 2005; Huston et al., 1996). La letteratura riporta una serie di benefici associati alla flessibilità, tra cui il miglioramento delle prestazioni atletiche, la riduzione del rischio di lesioni, la prevenzione o la riduzione dell'indolenzimento post-esercizio e il miglioramento della coordinazione (Pope, Herbert & Krwan, 2000).

I fisioterapisti valutano abitualmente la flessibilità dei tessuti molli del paziente per aiutare nelle decisioni cliniche riguardanti gli interventi terapeutici appropriati. Molti trattamenti utilizzano manovre di allungamento statico per mantenere la lunghezza o allungare il tessuto connettivo. Si ritiene che la tensione passiva che si sviluppa in un muscolo non contratto (passivo) quando viene allungato derivi dagli elementi del tessuto connettivo elastico in serie e parallelo del muscolo scheletrico (Cole GK et al., 1996).

Questi componenti specifici includono il tendine del muscolo, gli attacchi del ponte trasversale, le proteine all'interno della miofibrilla e il tessuto connettivo del muscolo.

(epimisio ed endomisio). Poiché questi elementi del tessuto connettivo sono viscoelastici, lo stiramento dovrebbe indurre cambiamenti dipendenti dal tempo e dalla velocità, purché la durata dello stiramento sia sufficiente (Leveau B. F. et al., 1992).

Il muscolo del polpaccio è composto dal gastrocnemio e dal muscolo soleo che

5

si attaccano al forte tendine del calcagno (Achille) (Biel e Dorn, 2005). Svolge un ruolo importante nel controllo posturale e nella deambulazione. L'irrigidimento del muscolo del polpaccio (cioè la diminuzione della flessibilità o l'aumento della rigidità) è associato a una diminuzione della dorsiflessione della caviglia e a molti disturbi come le stecche, la tendinite dell'achilleo, la fascite plantare e le distorsioni muscolari e articolari (Middleton e Kolodin, 1992).

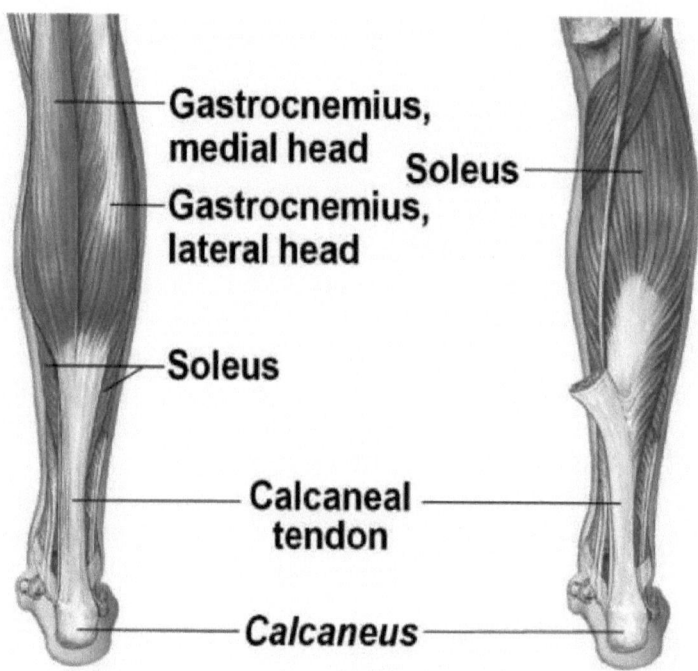

FIGURA 1.1 Orientamento dei muscoli del polpaccio

Un ridotto range di movimento della dorsiflessione della caviglia (DFROM) può influenzare l'andatura e l'attività fisica ed è associato alle cadute (Johnson et al., 2007). In base alle analisi cinematiche dell'andatura normale, sono necessari da 5 a 10 gradi di dorsiflessione della caviglia per passare dalla posizione intermedia alla posizione terminale (Neumann, 2010). Per le attività rapide, come la corsa e il salto, sono necessari intervalli di movimento più ampi, durante i quali la dorsiflessione massima della caviglia aumenta fino a circa 20 gradi a metà stance (Novacheck, 1998). Ne consegue che la mancanza di capacità di passare dalla mid-stance alla terminal-stance accorcia la lunghezza del passo, produce instabilità e contribuisce a ridurre la velocità dell'andatura (Hunter et al., 2004).

Inoltre, le alterazioni dell'andatura possono portare a cambiamenti compensativi come l'aumento della pronazione o l'innalzamento precoce del tallone (Karas e Hoy, 2002). Per questo motivo, è importante individuare interventi fisici efficaci per migliorare il ROM della caviglia (Johnson et al., 2007).

Sono stati proposti diversi fattori che contribuiscono all'elevata incidenza delle lesioni agli arti inferiori, tra cui fattori non modificabili come l'età, il sesso e le lesioni precedenti (Pope et al., 2000).

È stato dimostrato che l'utilizzo di un programma di stretching precoce per aumentare la flessibilità può ridurre il tempo di ritorno allo sport (Mason D. et al., 2007 e Malliaropoulos et al., 2004). Tuttavia, il principale beneficio dello stretching sembra essere un aumento della flessibilità (Harvey L et al., 2002), mentre la maggior parte degli studi suggerisce che lo stretching è inefficace nel ridurre il rischio di lesioni (Yeung EW et al., 2001), l'indolenzimento muscolare post-esercizio (Herbert RD et al., 2011) o il miglioramento delle prestazioni (Rubini EC, 2007 e Shrier I et al., 2004).

Molti studi precedenti hanno dimostrato che gli esercizi di allungamento dei muscoli del polpaccio, così come il riscaldamento prima della partecipazione alle attività sportive, aumentano la dorsiflessione della caviglia e riducono i sintomi della tensione muscolare del polpaccio (Thacker et al., 2004). Si ritiene che i benefici dello stretching includano una maggiore flessibilità dei muscoli del polpaccio tesi, che riduce il rischio di lesioni associate alla tendinite dell'achilleo e allo stiramento del gastrocnemio, migliora la prevenzione degli infortuni sportivi e può influenzare positivamente le attività funzionali della vita quotidiana (Gajdosik, 2006).

Lo stretching statico è uno dei metodi di allungamento più sicuri e più comunemente utilizzati per misurare la lunghezza dei muscoli (Weijer et al., 2003). Questo tipo di allungamento viene applicato lentamente e gradualmente con una forza relativamente costante per evitare di suscitare un riflesso da stiramento. La letteratura sostiene che un allungamento statico di 30 secondi con una frequenza di 3 allungamenti ripetuti per singola sessione è sufficiente per aumentare la lunghezza del muscolo (William D Bandy et al., 1996).

Gli interventi di stretching per aumentare la flessibilità dei muscoli del polpaccio comprendevano lo stretching statico (SS), lo stretching balistico, la facilitazione neuromuscolare propriocettiva, l'allenamento eccentrico (ET) e l'allenamento con la balance board (Samukawa et al., 2001).

Lo stretching statico si esegue ponendo i muscoli alla massima lunghezza possibile e mantenendo tale posizione per un certo periodo di tempo (Anderson B et al., 1991).

Lo stretching statico è stata la strategia più utilizzata perché è relativamente facile da eseguire, non richiede troppo tempo o sforzo, ha un basso rischio di

7

lesioni e ha mostrato risultati positivi nel migliorare la flessibilità (Aquino et al., 2010).

Lo stretching statico fa sedere i muscoli nelle loro posizioni di allungamento e le mantiene per un certo periodo di tempo (Kisner e Colby, 2002), ed è stato dimostrato che aumenta il ROM in modo efficace e sicuro intorno all'articolazione (Power et al, 2004). L'aumento della flessibilità dopo un singolo allenamento di stretching dura solo circa 30 minuti (de Weijer VC et al, 2003; O'Sullivan et al, 2009; Spernoga SG et al, 2001; Ford P et al, 2007). Questo aumento a breve termine è dovuto principalmente a cambiamenti temporanei nel comportamento viscoelastico (Davis DS et al, 2005).

Un programma di stretching eseguito regolarmente per diverse settimane produce miglioramenti significativi nel range di movimento (ROM), tuttavia, tali aumenti di flessibilità non sembrano ridurre il rischio di lesioni (Chan SP et al, 2001; Bandy WD et al, 1998).

Tuttavia, è stato riscontrato che lo stretching statico ha effetti negativi sulla forza muscolare massima, sull'equilibrio e sui tempi di reazione, nonché sulla potenza delle gambe (Yamaguchi e Ishii, 2005).

Contrazioni eccentriche/allenamento che consentono al muscolo di allungarsi naturalmente e in stato di rilassamento. L'allungamento si ottiene facendo contrarre eccentricamente il muscolo antagonista per muovere l'articolazione attraverso l'intero range disponibile in modo lento e controllato per allungare il gruppo muscolare agonista (Russell & William, 2004). Si tratta di una strategia di allenamento migliore per migliorare la flessibilità e in grado di aumentare la forza e proteggere dai danni muscolari (Daniel, Janaina & Michael, 2007).

L'allenamento eccentrico, invece, consiste nell'eseguire un allungamento attivo dell'unità muscolo-tendinea (Alfredson e Lorentzon, 2000) e studi recenti hanno indicato che l'allenamento eccentrico potrebbe aumentare le prestazioni sportive o funzionali (Nelson e Bandy, 2004).

1.2 OBIETTIVI

• Individuare l'efficacia dello stretching statico per migliorare la flessibilità dei muscoli del polpaccio negli studenti universitari.

• Individuare l'efficacia dell'allenamento eccentrico per migliorare la flessibilità del muscolo del polpaccio negli studenti universitari.

• Confrontare l'efficacia dello stretching statico e dell'allenamento eccentrico per migliorare la flessibilità dei muscoli del polpaccio negli studenti universitari.

1.3 IPOTESI

IPOTESI NULLA

L'ipotesi nulla da verificare è che lo stretching statico e l'allenamento eccentrico non presentino differenze significative nel migliorare la flessibilità dei muscoli del polpaccio e l'ampiezza di movimento della caviglia.

IPOTESI ALTERNATIVA

Si ipotizza che lo stretching statico e l'allenamento eccentrico possano influenzare la flessibilità dei muscoli del polpaccio e l'ampiezza di movimento della caviglia.

1.4 DEFINIZIONE OPERATIVA

STRETCHING STATICO - È considerato il gold standard per misurare la flessibilità. Allunga il muscolo fino alla tolleranza e mantiene la posizione per un certo periodo di tempo. (William D. Bandy, 2004).

ALLENAMENTO ECCENTRICO - È definito come un movimento lento, il cui trattamento progredisce aggiungendo carico e non velocità. (R Bahr, 2007).

FLESSIBILITÀ DEL MUSCOLO DEL CALCIO - La flessibilità del muscolo è la capacità di un muscolo di allungarsi, consentendo a un'articolazione di muoversi attraverso l'intervallo di movimento. Una buona flessibilità muscolare permette al tessuto muscolare di adattarsi più facilmente alle sollecitazioni imposte e consente un movimento efficiente ed efficace.

CAPITOLO 2

REVISIONE DELLA LETTERATURA

Secondo **Hee Jin Jang, Sign Yeop Kim (2014),** hanno condotto uno studio per determinare la durata del mantenimento della flessibilità muscolare del polpaccio acquisita in giovani adulti con tensione muscolare del polpaccio. L'hanno misurata in base al range di movimento della dorsiflessione attiva e passiva della caviglia dopo 3 interventi di stretching. Hanno preso 20 soggetti con tensione muscolare del polpaccio e hanno somministrato stretching statico e allenamento eccentrico su superficie stabile e allenamento eccentrico su superficie instabile con un intervallo di 24 ore tra le sessioni. Gli interventi sono stati eseguiti per 200 secondi. Hanno concluso che c'è stato un miglioramento significativo della flessibilità del muscolo del polpaccio, dell'ampiezza di movimento della caviglia e della dorsiflessione passiva nell'allenamento eccentrico su superficie stabile e nell'allenamento eccentrico su gruppi instabili rispetto allo stretching statico.

Secondo **Yamaguchi T e K. Ishii (2005),** hanno condotto uno studio per chiarire l'effetto dello stretching statico per 30 secondi e dello stretching dinamico sulla potenza dell'estensione della gamba. Hanno preso undici studenti maschi sani e hanno eseguito stretching statico e dinamico su cinque gruppi muscolari dell'arto inferiore e non stretching in giorni separati. La potenza di estensione delle gambe è stata misurata prima e dopo i protocolli di stretching. È emerso che la potenza di estensione degli arti inferiori era significativamente maggiore rispetto agli altri due protocolli e ha suggerito che lo stretching statico per 30 secondi non migliora né riduce le prestazioni muscolari.

Secondo **Bandy WD e Irion JM (1998),** hanno condotto uno studio per confrontare gli effetti dello stretching statico e dinamico sulla flessibilità degli hamstring. Hanno preso 58 soggetti con una flessibilità limitata dei tendini del ginocchio e li hanno assegnati a 3 gruppi diversi. Un gruppo ha eseguito un range di movimento dinamico per 5 giorni alla settimana, il secondo gruppo ha eseguito uno stretching statico di 30 secondi per 5 giorni alla settimana e il terzo gruppo è servito da gruppo di controllo e non ha eseguito stretching. I dati sono stati registrati prima e dopo l'intervento. Si è concluso che uno stiramento statico di 30 secondi era più efficace del movimento dinamico.

Secondo **Beedle B e et al (2008),** hanno condotto uno studio sul pretesting dello stretching statico e dinamico che non influisce sulla forza massimale. Volevano scoprire la differenza significativa tra lo stretching statico, lo stretching dinamico e l'assenza di stretching. Per lo stretching statico, sono state eseguite tre ripetizioni per 15 secondi, ciascuna separata da 10 secondi di riposo. Per lo stretching dinamico, sono state eseguite tre serie da 30 secondi, intervallate da

10 secondi di riposo. I ricercatori hanno concluso che non vi erano differenze significative tra i trattamenti.

Secondo **GM Despino (2000)**, hanno condotto uno studio con l'obiettivo di determinare la durata dell'aumento della flessibilità degli hamstring, dopo la cessazione del protocollo di stretching statico acuto. Sono stati presi 30 soggetti maschi con una limitata flessibilità degli hamstring. È stato avviato un riscaldamento e dopo il riscaldamento sono stati eseguiti 4 allungamenti statici di 30 secondi con 15 secondi di riposo. I ricercatori hanno suggerito che lo stretching statico ha migliorato la flessibilità dei tendini del ginocchio, ma questo effetto è durato solo 3 minuti dopo la cessazione del protocollo di stretching.

Nelson RT e Bandy WD (2004) hanno condotto una ricerca per determinare la flessibilità dei maschi di età superiore dopo un programma di esercizi eccentrici di 6 settimane. Inoltre, ha confrontato la flessibilità degli hamstring prima e dopo l'intervento di stretching statico. Ha preso in considerazione 69 soggetti con una flessibilità limitata degli hamstring. Ha concluso che c'è un aumento del range di movimento dell'estensione del ginocchio, cioè la flessibilità dei tendini del ginocchio è aumentata e sia lo stretching statico che l'allenamento eccentrico hanno lo stesso effetto.

Secondo **Nicola Maffulli (2008)**, hanno condotto uno studio per valutare l'effetto degli esercizi di rafforzamento eccentrico in pazienti atleti con tendinopatia di Achille. Sono stati presi 45 pazienti sportivi con tendinopatia unilaterale e sono stati sottoposti a esercizi di rafforzamento eccentrico graduale e progressivo del polpaccio per 12 settimane. I ricercatori hanno concluso che gli esercizi di rafforzamento eccentrico rappresentano una valida opzione nel trattamento della tendinopatia di Achille.

Secondo **Nelson RT (2006),** ha condotto uno studio per confrontare l'effetto immediato dello stretching statico, dell'allenamento eccentrico e dell'assenza di stretching sulla flessibilità dei tendini del ginocchio in atleti di scuole superiori e università. 75 atleti sono stati assegnati in modo casuale a uno dei tre gruppi. Lo stretching statico è stato somministrato per 30 secondi, mentre il protocollo di allenamento eccentrico è stato eseguito attraverso una gamma completa di movimenti. L'autore ha concluso che i guadagni del gruppo di allenamento eccentrico sono stati significativamente maggiori rispetto al gruppo di stretching statico.

Secondo **Samukawa M, Hattori M (2011)**, hanno condotto uno studio per determinare l'effetto dello stretching dinamico sulle proprietà del tendine del muscolo flessore plantare della caviglia mediante l'uso dell'ecografia. Sono stati selezionati 20 soggetti sani di sesso maschile ai quali è stato chiesto di eseguire lo stretching dei flessori plantari per 30 secondi e di ripeterlo per 5 serie. Hanno osservato che lo stretching dinamico si è dimostrato efficace nell'aumentare la flessibilità dell'articolazione della caviglia. Lo stretching dinamico del flessore plantare è stato considerato un mezzo efficace per allungare i tessuti tendinei.

Secondo **V Paschalis et al.** **(2007)**, hanno condotto uno studio per esaminare l'effetto dell'esercizio eccentrico sul senso della posizione e sull'angolo di reazione articolare. 12 donne sono state sottoposte a una sessione di esercizi isocinetici degli arti inferiori. Il senso di posizione e l'angolo di reazione articolare sono stati esaminati prima, subito dopo, 24, 48 e 72 ore dopo l'esercizio. Si è concluso che il senso di posizione e la reazione articolare sono stati influenzati in modo simile dall'esercizio eccentrico.

Secondo **Bandy WB et al.** **(1998)**, hanno proposto uno studio per confrontare la durata dell'allungamento statico sull'escursione articolare e sulla flessibilità del muscolo del ginocchio. 75 soggetti di età compresa tra i 21 e i 37 anni e con una limitata flessibilità degli hamstring sono stati assegnati in modo casuale a 4 gruppi: 15, 30, 60 secondi e il quarto gruppo non ha eseguito lo stretching. Il range di movimento è stato determinato prima e dopo 6 settimane di programma di stretching. Si è concluso che lo stretching di 30 secondi è efficace per migliorare la flessibilità del muscolo del ginocchio.

Secondo **NN Mahieu et al (2008)**, hanno condotto uno studio per verificare se l'allenamento eccentrico influisce sulle proprietà meccaniche del tessuto muscolare dei flessori plantari. Hanno preso 74 soggetti sani e li hanno suddivisi in due gruppi: un gruppo di allenamento eccentrico e un gruppo di controllo. Hanno eseguito un programma di allenamento eccentrico di 6 settimane per il muscolo del polpaccio. Hanno rilevato che l'ampiezza del movimento in dorsiflessione era significativamente aumentata nel gruppo di allenamento eccentrico. Hanno concluso che un programma di allenamento eccentrico determina cambiamenti in alcune proprietà meccaniche del muscolo flessore plantare.

Secondo **Bandy WD (1997)**, ha proposto uno studio per determinare il tempo e la frequenza ottimali dello stretching statico per aumentare la flessibilità del muscolo del ginocchio. Ha preso in considerazione 93 soggetti che avevano una flessibilità limitata del muscolo del ginocchio. Il cambiamento nella flessibilità sembrava dipendere dalla durata e dalla frequenza dello stretching. Ha suggerito che una durata di 30 secondi è un tempo efficace per sostenere un allungamento del muscolo del ginocchio al fine di aumentare il range di movimento.

Secondo **Kieran O'Sullivan, Sean McAuliffe, Neasa DeBurca (2012)**, questa revisione sistematica è stata intrapresa per esaminare le prove dell'efficacia dell'allenamento eccentrico come mezzo per migliorare la flessibilità degli arti inferiori. Metodi di valutazione e sintesi degli studi Sei database elettronici sono stati ricercati sistematicamente da due revisori indipendenti per identificare studi clinici randomizzati che confrontassero l'efficacia dell'allenamento eccentrico con un intervento diverso o con un gruppo di controllo senza intervento. Sono stati inclusi gli studi che valutavano la flessibilità utilizzando sia il range di movimento articolare (ROM) sia la lunghezza dei fascicoli muscolari (FL). Sei studi hanno soddisfatto i criteri di inclusione/esclusione e sono stati valutati utilizzando la scala Pedro. Le differenze tra i muscoli studiati e le misure di outcome utilizzate non hanno permesso di effettuare un'analisi in pool. Tutti i sei studi condotti su tre gruppi muscolari diversi hanno dimostrato che l'allenamento eccentrico può migliorare la flessibilità dell'arto inferiore, valutata in base al ROM articolare o al FL muscolare. Sono necessarie ulteriori ricerche per confrontare l'aumento della flessibilità ottenuto dopo l'allenamento eccentrico con quello ottenuto con lo stretching statico e altri interventi di esercizio.

Secondo **Daniela Nice Ferreira, Janaina Luciano Labanca e altri (2007),** hanno condotto uno studio per determinare l'efficacia degli esercizi di stretching e dell'allenamento eccentrico nella flessibilità degli hamstring. L'obiettivo di questo studio è stato quello di analizzare in modo comparativo l'efficacia dell'allenamento eccentrico e dello stretching statico nell'aumento della flessibilità, utilizzando un diverso protocollo di allenamento eccentrico. Lo studio ha incluso 13 soggetti di età media pari a $23,15\pm1,72$ anni. I soggetti sono stati allenati 3 volte a settimana per 6 settimane ed è stata condotta un'analisi comparativa pre-post. È stato osservato che sia lo stretching statico sia l'allenamento eccentrico hanno prodotto gli stessi guadagni non significativi nella flessibilità del muscolo del ginocchio. Probabilmente l'allenamento eccentrico è una strategia di allenamento migliore non solo per aumentare la flessibilità, ma anche per aumentare la forza e proteggere dal danno muscolare.

Secondo **Diulian M Medeiros, Anelize Cini, Graciele Sbruzzi, Claudia S Lima (2016),** lo scopo dell'attuale studio è stato quello di indagare l'influenza dello stretching statico sulla flessibilità degli hamstring in giovani adulti sani attraverso una revisione sistematica e una meta-analisi. La strategia di ricerca ha incluso MEDLINE, Pedro, Cochrane CENTRAL, EMBASE, LILACS e la ricerca manuale dall'inizio a giugno 2015. Sono stati inclusi studi clinici randomizzati e controllati che hanno confrontato lo stretching statico con un gruppo di controllo e hanno valutato il range di movimento (ROM). D'altra parte, sono stati esclusi gli studi che hanno lavorato con popolazioni speciali come bambini, anziani, atleti e persone con qualsiasi disfunzione/malattia, così come gli articoli che hanno utilizzato la gamba controlaterale come gruppo di controllo o che non hanno eseguito lo stretching statico. La meta-analisi è stata suddivisa in base a tre tipi di test. Sono stati inclusi 19 studi sugli 813 articoli identificati. In tutti i test, i risultati hanno favorito lo stretching statico rispetto al gruppo di controllo: sollevamento passivo delle gambe dritte (12,04; 95% CI: 9,61-14,47), test passivo di estensione del ginocchio (8,58; 95% CI: 6,31-10,84) e test attivo di estensione del ginocchio (8,35; 95% CI: 5,15-11,55). In conclusione, lo stretching statico è stato efficace nell'aumentare la flessibilità dei tendini del ginocchio in giovani adulti sani.

Secondo **Prachi R Patel, Apeksha O Yadav (2013)**, hanno condotto uno studio per confrontare l'effetto dello stretching statico (SST) rispetto all'allenamento eccentrico (ECT) nell'aumentare la flessibilità del muscolo del ginocchio in infermieri ospedalieri sani. Disegno: Studio sperimentale prospettico. Partecipanti e misura dei risultati: 30 infermieri sani sono stati suddivisi alternativamente in due gruppi uguali. I soggetti del gruppo A sono stati trattati con SST e quelli del gruppo B con ECT. Le misure di esito sono state registrate il primo e il settimo giorno misurando l'angolo popliteo/il test di estensione attiva del ginocchio con un goniometro. Risultati: All'analisi statistica è stato misurato l'angolo popliteo per entrambi i gruppi ed è risultato non significativo con p= 0,465, mentre al settimo giorno entrambi i gruppi hanno mostrato un aumento statisticamente significativo dell'angolo popliteo con p= 0,017, ma l'analisi intergruppo ha mostrato che il gruppo A era statisticamente più significativo del gruppo B con p= 0,000. Conclusioni: Si può concludere che l'SST e l'ECT migliorano l'angolo popliteo, cioè la flessibilità del bicipite femorale, e prevengono le lesioni muscolari. L'SST ha prodotto il massimo miglioramento rispetto all'ECT sulla flessibilità del bicipite femorale.

Secondo **S Sudhakar, G MOHAN Kumar (2016)**, hanno condotto uno studio per confrontare gli effetti dello stretching statico e dell'allenamento eccentrico sulla flessibilità degli hamstring in atleti maschi collegiali. Hanno preso 30 soggetti di età compresa tra i 18 e i 25 anni. Solo soggetti atletici di sesso maschile, con una tensione bilaterale dei tendini del ginocchio limitata a 20° o più di estensione del ginocchio con l'anca in flessione di 90°, come determinato dal test di estensione passiva del ginocchio. Sono stati costituiti 2 gruppi. Il gruppo A, trattato con stretching statico, e il gruppo B, trattato con allenamento eccentrico. I risultati mostrano che l'allenamento eccentrico ha mostrato un miglioramento maggiore rispetto allo stretching statico. Lo studio rivela che esiste una differenza significativa tra lo stretching statico e l'allenamento eccentrico nella gestione dei soggetti con tensione bilaterale degli hamstring.

Secondo **Kevin M Cross, Ted W Worre (1999), hanno** condotto uno studio con l'obiettivo di confrontare il numero di strappi muscolotendinei per i gruppi muscolari dei tendini del ginocchio, del quadricipite, degli adduttori dell'anca e del gastrocnemio-soleo prima e dopo l'incorporazione di un programma di stretching statico per ciascun gruppo muscolare. Hanno analizzato l'incidenza degli strappi muscolotendinei tra i giocatori di una squadra di calcio collegiale di III Divisione tra il 1994 e il 1995. Tutte le variabili erano coerenti tra le due stagioni, tranne l'inserimento di un programma di stretching degli arti inferiori nel 1995.Centonovantacinque giocatori di football universitario della III Divisione. La nostra analisi statistica indica un'associazione tra l'inserimento di un programma di stretching statico e la diminuzione dell'incidenza degli strappi muscolotendinei nei giocatori di football universitario della III Divisione.

Secondo **Joke Kokkonen et al. (1998)**, che hanno condotto uno studio per determinare il muscolo acuto che inibisce le prestazioni di forza massimale, è ampiamente ipotizzato che l'aumento della flessibilità promuova prestazioni migliori e riduca l'incidenza degli infortuni. Di conseguenza, gli esercizi di stretching volti a migliorare la flessibilità sono regolarmente inclusi sia nei programmi di allenamento sia nelle attività di riscaldamento pre-gara della maggior parte degli atleti. Inoltre, gli studi che hanno cercato di stabilire l'influenza dello stretching sulla prestazione hanno analizzato principalmente gli effetti di programmi di stretching a lungo termine o cronici, piuttosto che i benefici dello stretching acuto effettuato appena prima dell'evento. Per esempio, Dintiman (1964) ha riscontrato che la prestazione nello sprint migliorava quando un regime di stretching veniva incluso nell'allenamento regolare dello sprint.

Secondo **Warren Young et al. (2001)**, hanno condotto uno studio per esplorare gli effetti acuti dello stretching statico, dello stretching PNF e della contrazione volontaria massima sulla produzione di forza esplosiva e sulle prestazioni di salto. Mentre la combinazione di corsa e stretching è risultata più efficace per aumentare il ROM della caviglia, lo stretching non ha aggiunto nulla alla corsa per ridurre la rigidità muscolo-tendinea (MTEN). Sebbene lo stretching sia generalmente efficace per indurre cambiamenti acuti e cronici nel ROM, i suoi effetti sulla rigidità della MTEN e sulla rigidità ottimale per le prestazioni fisiche non sono così chiari. È stato dimostrato che otto settimane di allenamento di stretching statico del gruppo muscolare pettorale hanno portato a una diminuzione del 7,2% della rigidità dell'MTEN, misurata con una tecnica di oscillazione. Questo risultato è stato accompagnato da un aumento significativo delle prestazioni nella distensione su panca.

Secondo **Dylan Morrisser et al. (2011)**, hanno condotto uno studio per esplorare l'effetto dell'allenamento eccentrico e concentrico dei muscoli del polpaccio sulla rigidità del tendine d'Achille in soggetti senza tendinopatia.

Trentotto atleti amatoriali hanno completato 6 settimane di allenamento eccentrico (6 maschi, 13 femmine, 21,6±2,2 anni) o concentrico (8 maschi, 11 femmine, 21,1 ±2,0 anni). La rigidità del tendine d'Achille, il modulo del tendine e l'altezza del salto su una gamba sola sono stati misurati prima e dopo l'intervento. L'aderenza all'esercizio è stata registrata utilizzando un diario. Tutti i dati sono riportati come media ± SD. I gruppi erano appaiati per altezza e peso, ma il gruppo di allenamento eccentrico era più attivo al basale (P<0,05). Al basale, la rigidità del tendine era più elevata nel gruppo sottoposto ad allenamento eccentrico rispetto al gruppo sottoposto ad allenamento concentrico (20,9 ±7,3 N/mm contro 13,38 ±4,66 N/mm; P = 0,001) e si è ridotta significativamente dopo l'allenamento eccentrico (a 17,2 (±5,9) N/mm (P = 0,035)). Non c'è stata alcuna variazione della rigidità nel gruppo concentrico (P = 0,405). È stata riscontrata una correlazione inversa tra la riduzione iniziale e successiva della rigidità (r = -0,66). L'altezza del salto non è cambiata e non è stata osservata alcuna correlazione tra la variazione della rigidità e l'aderenza in nessuno dei due gruppi (r = 0,01). Sei settimane di allenamento eccentrico possono modificare la rigidità del tendine di Achille, mentre un programma concentrico abbinato non mostra effetti simili.

Secondo **Stasinopoulos Dimitrios et al (2012)**, hanno condotto uno studio per indagare l'efficacia dell'allenamento eccentrico e dell'allenamento eccentrico con esercizi di stretching statico nella gestione della tendinopatia rotulea. Quarantatré pazienti affetti da tendinopatia rotulea da almeno tre mesi. Sono stati assegnati a due gruppi mediante assegnazione alternativa. Il gruppo A (n = 22) è stato trattato con allenamento eccentrico del tendine rotuleo ed esercizi di stretching statico di quadricipiti e tendini del ginocchio, mentre il gruppo B (n = 21) ha ricevuto un allenamento eccentrico del tendine rotuleo. Tutti i pazienti hanno ricevuto cinque trattamenti settimanali per quattro settimane. Il dolore e la funzione sono stati valutati utilizzando il punteggio VISA-P al basale, alla fine del trattamento (settimana 4) e sei mesi (settimana 24) dopo la fine del trattamento. Al termine del trattamento, si è registrato un aumento del punteggio VISA-P in entrambi i gruppi rispetto al basale (P<0,0005, test t a coppie). Ci sono state differenze significative nel punteggio VISA-P tra i gruppi alla fine del trattamento (+14; da 10 a 18) e al follow-up di sei mesi (+19; da 13 a 24); l'allenamento eccentrico e gli esercizi di stretching statico hanno prodotto l'effetto maggiore (P<0,0005, one-way ANOVA). L'allenamento eccentrico e gli esercizi di stretching statico sono superiori al solo allenamento eccentrico per ridurre il dolore e migliorare la funzione nei pazienti con tendinopatia rotulea alla fine del trattamento e al follow-up.

Secondo **Mohd Waseem, Shibili Nuhmani, CS Ram, Faheem Ahmad (2009)**, hanno condotto uno studio per indagare e confrontare l'effetto dello stretching statico (SST) e dell'allenamento eccentrico (ECC) sull'angolo popliteo, cioè sulla flessibilità dei tendini del ginocchio in maschi indiani sani e collegiali. Venti maschi indiani sani e collegiali con tensione agli hamstring sono stati suddivisi a caso in due gruppi uguali. I soggetti del gruppo A sono stati trattati con SST, mentre quelli del gruppo B sono stati sottoposti ad allenamento eccentrico con TheraBand nero di 3 piedi. Il trattamento è stato somministrato per 5 giorni consecutivi e la misurazione di follow-up è stata effettuata l'8° giorno. I risultati sono stati misurati in termini di angolo popliteo/test di estensione attiva del ginocchio. Si può concludere che lo stretching statico e il programma di allenamento eccentrico migliorano l'angolo popliteo e la flessibilità dei tendini del ginocchio e migliorano le prestazioni atletiche. Lo stretching statico ha prodotto il massimo miglioramento rispetto all'allenamento/contrazione eccentrica sulla flessibilità degli hamstring.

Secondo **Nur-Hasanah Ruslan et al. (2014), hanno** condotto uno studio per esplorare l'effetto dell'allenamento eccentrico con TheraBand sulla flessibilità dei tendini del ginocchio nelle persone anziane. Questo studio sperimentale si avvale di un'analisi comparativa tra il pre e il post allenamento. A questo studio hanno partecipato 29 donne anziane (età: 78 ± 8 anni; altezza: $1,57 \pm 0,3$ m). Sono state suddivise in gruppo sperimentale e gruppo di controllo. Il gruppo sperimentale è stato sottoposto a un programma di esercizi eccentrici con TheraBand giallo due volte alla settimana per 6 settimane. La flessibilità degli hamstring è stata misurata con un goniometro e con il test degli hamstring 90/90. Il gruppo sperimentale ha mostrato una differenza significativa nella flessibilità degli hamstring. Il gruppo sperimentale mostra una differenza significativa nella flessibilità dei tendini del ginocchio destro e sinistro dopo il programma di allenamento ($P < 0,05$). Questo studio dimostra che l'allenamento eccentrico con TheraBand migliora la flessibilità degli hamstring.

Secondo **James W Youdas, David A Krause, Kathleen S Egan, Terry M Therneau, Edward R Laskowski (2003), hanno** esaminato gli effetti di un programma di 6 settimane di stretching statico dell'unità muscolo-tendinea del polpaccio (MTU) sul range di movimento attivo di dorsiflessione della caviglia (ADFROM) in soggetti sani. Lo stretching statico dell'unità muscolo-tendinea del polpaccio viene spesso prescritto per aumentare la flessibilità in pazienti con tessuti connettivi accorciati o per mantenere l'ADFROM in individui sani. L'ADFROM attiva è stata misurata con un goniometro universale. I partecipanti sono stati assegnati in modo casuale al gruppo 1, senza controlli di stretching, al gruppo 2 con stretching di 30 secondi, al gruppo 3 con stretching di 1 minuto e al gruppo 4 con stretching di 2 minuti. I risultati di questo studio dimostrano che un programma di 6 settimane di stretching statico una volta al giorno per un massimo di 2 minuti non è sufficiente ad aumentare l'ADFROM attiva in soggetti sani.

Secondo **Diulian M Medeiros, Anelize Cini, Graciele Sbruzzi, Claudia S Lima (2016)**, hanno condotto uno studio per indagare l'influenza dello stretching statico sulla flessibilità degli hamstring in giovani adulti sani mediante revisione sistematica e meta-analisi. Sono stati inclusi studi clinici randomizzati e controllati che hanno confrontato lo stretching statico con un gruppo di controllo e hanno valutato il range di movimento (ROM). D'altra parte, sono stati esclusi gli studi che hanno lavorato con popolazioni speciali come bambini, anziani, atleti e persone con qualsiasi disfunzione/malattia, così come gli articoli che hanno utilizzato la gamba controlaterale come gruppo di controllo o che non hanno eseguito lo stretching statico. I risultati hanno favorito lo stretching statico rispetto al gruppo di controllo: alzate passive delle gambe dritte (12,04; 95% CI: 9,61-14,47), test di estensione passiva del ginocchio (8,58; 95% CI: 6,31-10,84) e test di estensione attiva del ginocchio (8,35; 95% CI: 5,15-11,55). In conclusione, lo stretching statico è stato efficace nell'aumentare la flessibilità dei tendini del ginocchio in giovani adulti sani.

CAPITOLO 3

MATERIALI E METODI

3.1 DIMENSIONE DEL CAMPIONE: sono stati presi in considerazione 40 soggetti

3.2 CAMPIONAMENTO: campionamento conveniente

3.3 DISEGNO DELLO STUDIO: Disegno sperimentale.

3.4 FONTE DEI DATI: Università Guru Nanak Dev, Amritsar.

3.5 CRITERI DI SELEZIONE DEI SOGGETTI

CRITERI DI INCLUSIONE

- Studenti maschi di età compresa tra i 18 e i 25 anni.

- Soggetti asintomatici con tensione muscolare al polpaccio.

- I soggetti che non erano in grado di raggiungere una dorsiflessione passiva della caviglia inferiore a 10 gradi.

- Soggetti disposti a partecipare allo studio.

CRITERI DI ESCLUSIONE

- Esente da lesioni alla caviglia, all'anca o all'arto inferiore da almeno 6 mesi prima dell'infortunio.

- Non si segnalano precedenti di ortopedia, neurologia e disturbi alla caviglia, alla schiena e agli arti inferiori.

- Non aver partecipato ad attività sportive (ad es. aerobica, corsa o esercizio fisico) meno di 4 ore prima del test.

- Nessuna storia di malattie cardiovascolari o disturbi respiratori.

3.6 VARIABILE INDIPENDENTE:

- Stretching statico

- Esercizio eccentrico

3.7 VARIABILE DIPENDENTE:

- Flessibilità del muscolo del polpaccio

3.8 MISURE DI ESITO:

1. Range di movimento attivo in dorsiflessione della caviglia
2. Range di movimento della dorsiflessione passiva della caviglia

3.9 METODO DI RACCOLTA DEI DATI:

Questo studio era un trial sperimentale randomizzato. Sono stati selezionati 40 soggetti, confermati dallo specialista dei soggetti, sulla base dei criteri di esclusione e di inclusione. I soggetti hanno firmato il modulo di consenso e hanno accettato di partecipare a tre sessioni di test separate da due settimane.

3.10 STRUMENTAZIONE

• Asta antropometrica - Le aste antropometriche sono realizzate in **ottone**. Vengono utilizzate per misurare l'altezza.

• Macchina per pesare - È un dispositivo per misurare il peso o la massa. Sono note anche come bilance di massa, bilance di peso, bilance di massa e bilance di peso.

• Goniometro universale - La goniometria è un'abilità di valutazione essenziale nella pratica muscoloscheletrica, con le misure risultanti utilizzate per determinare la presenza o l'assenza di disfunzioni, guidare gli interventi terapeutici e generare prove di efficacia del trattamento (Gajdosik e Bohannon, 1887; Russel et al., 2003). I goniometri universitari sono la forma più comune di goniometro utilizzato nella pratica clinica. Sono facilmente accessibili, relativamente poco costosi, portatili e facili da usare (Croxford et al., 1998).

• Dinamometro portatile - I dinamometri portatili sono generalmente piccoli e portatili e misurano la forza in modo oggettivo in chilogrammi, libbre o newton. Il medico tiene il dinamometro portatile tra la sua mano che applica la forza e il segmento dell'arto del paziente. Il medico stabilizza il segmento dell'arto mentre incoraggia il paziente a esercitare la massima forza possibile contro il dispositivo e la forza massima viene registrata dal dinamometro portatile. Tali dispositivi hanno dimostrato di avere un'affidabilità da buona a eccellente in diverse popolazioni (Andrews (1991); Bohannon & Andrews (1987); Stark et al. (2004). In un singolo test, tuttavia, possono valutare la forza di un paziente a un solo angolo articolare, piuttosto che attraverso l'intero ROM del paziente. Sebbene questa tecnica fornisca uno strumento fondamentale per la quantificazione clinica della forza articolare in una posizione statica fissa (isometrica), non è in grado di misurare le proprietà derivanti dalla valutazione della performance muscolare dinamica.

3.11 PROCEDURA

Misurazioni del range di movimento della dorsiflessione della caviglia (DFROM)

La DFROM della caviglia è definita come l'angolo tra l'asse prossimale (dalla

testa del perone al malleolo laterale) e l'asse distale (dalla base alla testa del 5°
metatarso). La flessibilità dei muscoli del polpaccio, determinata dall'ampiezza
di movimento della dorsiflessione passiva della caviglia (PDFROM) e
dall'ampiezza di movimento della dorsiflessione attiva (ADFROM), è stata
misurata nella caviglia di intervento, assegnata in ordine casuale. I soggetti sono
stati posizionati supini su un tavolo di trattamento con le ginocchia
completamente estese. Il ricercatore ha fissato la tibia e il perone dell'arto
inferiore con cinghie larghe 10 cm per impedire il movimento del ginocchio. La
caviglia di intervento è stata mantenuta in posizione neutra dell'articolazione
subtalare durante le misurazioni e i soggetti sono stati istruiti a non fornire
assistenza attiva. Inizialmente, i soggetti hanno flesso i muscoli del polpaccio il
più possibile. Successivamente, i ricercatori hanno spinto indietro con la forza
sufficiente per ottenere una notevole tensione nel muscolo del polpaccio. Ogni
misurazione è stata ripetuta tre volte e la media è stata utilizzata per le analisi
statistiche. Tutte le misurazioni goniometriche universali pre-post intervento
sono state effettuate sulla caviglia dell'intervento dallo stesso tester, al fine di
fornire una buona affidabilità intra-tester per la DFROM della caviglia. Inoltre, è
stato applicato un dinamometro portatile (Dualer IQ the smarter inclinometer;
JTECH Medical, Salt Lake City, USA) per mantenere una resistenza costante
all'intervallo di altezza massima davanti alla pianta del piede. I tester che
effettuavano le misurazioni erano in cieco rispetto allo scopo dello studio e i
tester avevano un'elevata affidabilità.

Tutti i soggetti hanno ricevuto due interventi con la stessa gamba, applicati in
ordine casuale: stretching statico e allenamento eccentrico.

Ogni intervento è stato intervallato da una pausa di almeno 24 ore per ridurre al
minimo l'effetto di carryover. Per ogni intervento sono stati utilizzati due tipi di
stretching: il muscolo del polpaccio allungato ed entrambe le ginocchia dritte, e
la leggera flessione del ginocchio per massimizzare l'attivazione del muscolo
soleo. Tutti e tre gli interventi sono stati eseguiti per 200 secondi (tempo totale
di allungamento: 150 secondi, tempo totale di riposo: 50 secondi).

GRUPPO -A (STRETCHING STATICO): Sono stati utilizzati due tipi di
stretching statico. Il soggetto era in piedi con una gamba davanti alla gamba
d'intervento, appoggiando la mano al muro, e si muoveva lentamente verso il
muro piegando ulteriormente la gamba anteriore, mantenendo il ginocchio della
gamba d'intervento dritto con il tallone premuto sul pavimento. I soggetti hanno
mantenuto il muscolo del polpaccio allungato al massimo in quella posizione per
30 secondi, seguiti da un intervallo di riposo di 10 secondi. L'allungamento è
stato ripetuto
5 volte.

GRUPPO - B (ESERCIZIO ECCENTRICO): L'intervento inizia dalla posizione eretta del corpo e in piedi con tutto il peso del corpo sulla metà anteriore del piede, con l'articolazione della caviglia in flessione plantare sollevata dalla gamba non d'intervento. Quindi la caviglia della gamba d'intervento viene abbassata fino alla completa dorsiflessione e riportata nella posizione originale con l'assistenza della gamba non d'intervento. Il carico del muscolo del polpaccio della gamba d'intervento è stato effettuato in modo eccentrico. L'allenamento prevedeva 15 ripetizioni al 50 secondo in 3 serie (3* 15 ripetizioni).

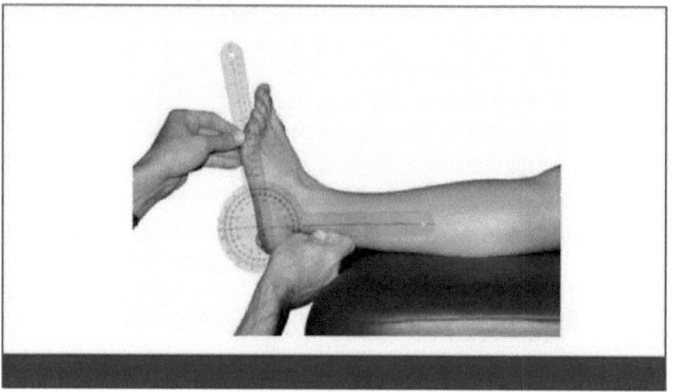

FIGURA 3.1 Goniometro per la misurazione del ROM in dorsiflessione della caviglia

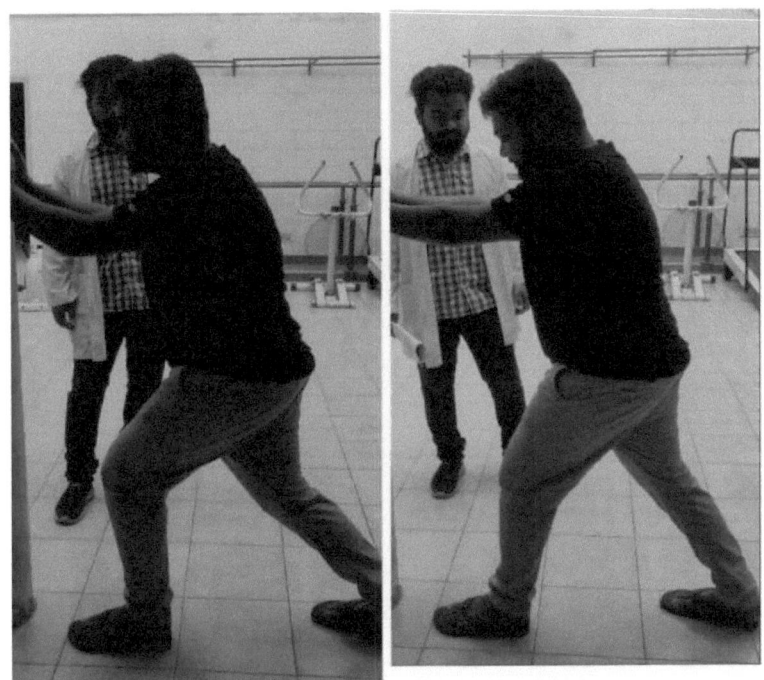

FIGURA 3.2 Gruppo A Stretching statico

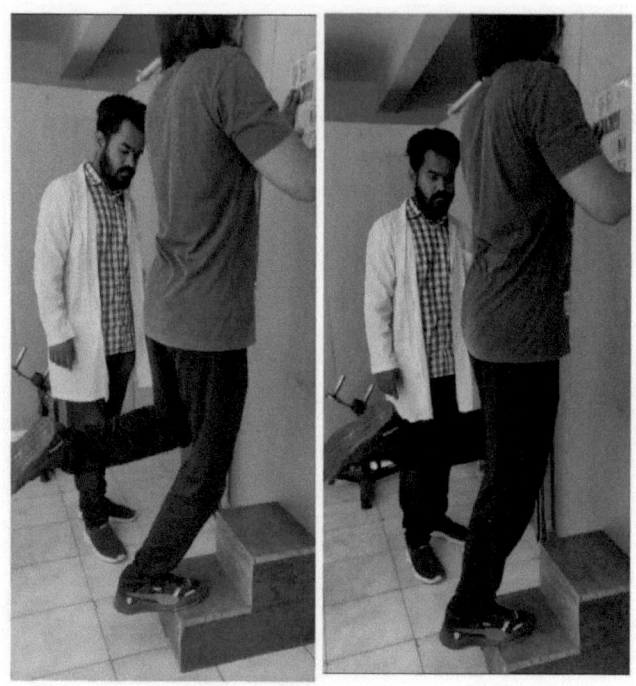

FIGURA 3.3 Gruppo B Allenamento eccentrico su superficie stabile

PROCEDURA

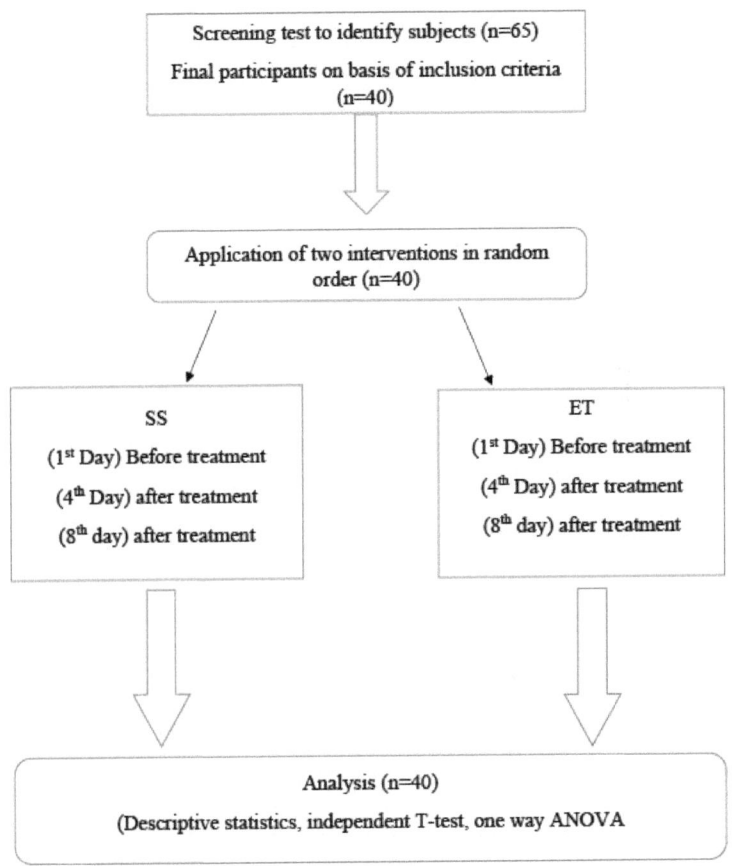

Test di screening per identificare i soggetti (n=65) Partecipanti finali sulla base dei criteri di inclusione (n=40)

Applicazione di due interventi in ordine casuale (n=40)

SS

(1° giorno) prima del trattamento (4° giorno) dopo il trattamento (8° giorno) dopo il trattamento

ET

(1° giorno) prima del trattamento (4° giorno) dopo il trattamento (8° giorno) dopo il trattamento

Analisi (n=40) (Statistiche descrittive, T-test indipendente, ANOVA a una via).

3.12 MISURE ANTROPOMETRICHE

3.12.1 ALTEZZA (asta antropometrica)
Procedura

È la lunghezza del corpo. La distanza verticale viene presa dal vertice al pavimento. Il vertice è il punto più alto della testa quando questa si trova sul piano orizzontale di Frankfort. Le unità di misura dell'altezza sono in cm.

3.12.2 PESO (macchina per pesare)
Procedura

Misura il peso del corpo con un minimo di vestiti, quando l'intestino è vuoto e viene rilevato dalla bilancia. La lettura viene effettuata dalla scala di lettura della pesa in chilogrammi.

3.12.3 IMC (derivato)
Procedura

L'indice di massa corporea si calcola dividendo il peso in kg per l'altezza del soggetto in metri. Quindi è rappresentato da kg/m^2.

3.13 ANALISI STATISTICA

Le statistiche descrittive (media ± deviazione standard) sono state determinate per le variabili direttamente misurate e derivate. Il test t di Student (test t indipendente) è stato applicato per confrontare i dati tra due gruppi. L'ANOVA a una via è stata utilizzata per trovare una relazione all'interno del gruppo. Tutti i dati sono stati determinati utilizzando la versione 21.0 di SPSS (Statistical Package for Social Science). Per indicare la significatività statistica è stato utilizzato un livello di probabilità del 5% ($p < 0.05$). Le varie formule statistiche utilizzate per l'analisi dei dati sono presentate di seguito:

3.13.1 Media aritmetica (^X)
La media aritmetica indica la media dell'intero intervallo di dati, ottenuta sommando tutti gli elementi e dividendo il totale per il numero di elementi, ed è data dalla seguente formula:

$$MEAN = \frac{\Sigma X}{N}$$

$\Sigma X =$ Somma di tutte le variabili

N = Numero totale di tutte le variabili

3.13.2 Deviazione standard (SD)
Indica il grado di deviazione o dispersione dei dati registrati rispetto alla media. È dato dalle formule:

$$SD = \sqrt{\frac{\Sigma(X - \overline{X})}{N}}$$

Dove,

SD = Deviazione Standard

X = Variabile individuale

$\bar{X}$ = Media delle variabili

3.13.3 Errore standard (SE)

Consente di misurare l'entità dell'errore di campionamento. Si calcola con la seguente formula:

$$S.E = \frac{SD}{\sqrt{N}}$$

Dove,

SD = Deviazione Standard

N = Numero totale di variabili

3.13.4 Test t degli studenti

a) Test t indipendente

Mette a confronto due gruppi diversi di soggetti non abbinati che partecipano a condizioni diverse. Si calcola utilizzando la formula

$$t = \frac{\bar{X}_1 - \bar{X}_2}{\sqrt{\dfrac{s_1^2}{N_1} + \dfrac{s_2^2}{N_2}}}$$

Dove, X1 è la media del gruppo A

S1 è la deviazione standard del gruppo A

N1 è la dimensione del campione del gruppo A

X2 è la media del gruppo B

S2 è la deviazione standard del gruppo B

N2 è la dimensione del campione nel gruppo B

3.13.5 TEST ANOVA a una via

L'ANOVA a una via è stata utilizzata per il disegno di soggetti diversi. È un test parametrico utilizzato per confrontare i risultati di 3 o più condizioni, con un diverso disegno dei soggetti. È un test di parametro utilizzato per confrontare i risultati di 3 o più condizioni, con gruppi di soggetti diversi e non abbinati in ciascuna condizione. Indica solo se esistono differenze generali non specificate nei risultati delle 3 condizioni. La tabella seguente è stata formata:

Source of Variation	Sum of Squares	Degrees of Freedom	Mean Squares (MS)	F
Within	$SSW = \sum_{j=1}^{k} \sum_{j=1}^{l} (X - \bar{X}_j)^2$	$df_w = k - 1$	$MSW = \dfrac{SSW}{df_w}$	$F = \dfrac{MSB}{MSW}$
Between	$SSB = \sum_{j=1}^{k} (\bar{X}_j - \bar{X})^2$	$df_b = n - k$	$MSB = \dfrac{SSB}{df_b}$	
Total	$SST = \sum_{j=1}^{n} (\bar{X}_j - \bar{X})^2$	$df_t = n - 1$		

CAPITOLO 4
RISULTATI, ANALISI E TABELLE
La tabella 4.1 mostra le statistiche descrittive delle variabili antropometriche e delle variabili di misura dell'esito nella flessibilità del muscolo del polpaccio. La tabella evidenzia la (media± SD), il valore t e il valore p tra il gruppo A e il gruppo B, che sono i seguenti. Il gruppo B presenta valori medi più elevati per quanto riguarda l'età (23,6±2,16), l'altezza (169,7±4,03), il peso (70,8±4,83) e l'IMC (24,5±1,43) rispetto al gruppo A, rispettivamente, l'età (23,7±2,36), l'altezza (169,6±4,66), il peso (69,8±6,69) e l'IMC (24,2±2,20). Sono state rilevate differenze statisticamente significative per l'età t=0,07, l'altezza t=0,18, il peso t=0,51 e il BMI t=0,55.

Variabili	GRUPPO DI STRETCHING STATICO		GRUPPO B ESERCIZIO ECCENTRICO		valore t	Valore p
	Media	Standard. Deviazione	Media	Deviazione std. Deviazione		
ETÀ	23.70	2.364	23.65	2.16	.070	.945
ALTEZZA	169.68	4.66	169.70	4.031	-.018	.986
PESO	69.83	6.691	70.80	4.830	-.512	.611
BMI	24.26	2.20	24.58	1.43	-.550	.585

TABLE 1 *1 Media dei dati descrittivi*

La TABELLA 4.2 mostra l'analisi descrittiva della dorsiflessione attiva: la media e la deviazione standard al 1° giorno erano di 6,80±1,056. Dopo 2 settimane di trattamento, abbiamo riscontrato un aumento significativo della media e della deviazione standard, rispettivamente 8,15±1,04. Dopo il trattamento, cioè dopo 4 settimane di trattamento, la media e la deviazione standard sono aumentate a 9,85±1,26. La significatività statistica è stata rilevata dal valore p di 0,001 e dal valore F di 36,83.

VARIABILI	MALE	SD	VALORE F	VALORE P
Giorno 1	6.80	1.056		
2a settimana	8.15	1.040		
4th settimana	9.85	1.268	36.831	.001

TABLE 2 *2 Confronto nel gruppo A - Dorsiflessione attiva*

La TABELLA 4.3 mostra l'analisi descrittiva della dorsiflessione passiva: la media e la deviazione standard al 1° giorno erano di 7,35±0,08. Dopo 2 settimane di trattamento è stato riscontrato un aumento significativo della media e della deviazione standard, rispettivamente di 9,45±1,27. Dopo il trattamento, cioè dopo 4 settimane di trattamento, la media e la deviazione standard sono aumentate a 11,70±1,41. Dopo il trattamento, cioè dopo 4 settimane di

29

trattamento, la media e la deviazione standard sono aumentate a 11,70±1,41. La significatività statistica è stata rilevata in quanto il valore di p è 0,001 e il valore di F è 57,52.

VARIABILI	MALE	SD	VALORE F	VALORE P
Giorno 1	7.35	0.089		
2a settimana	9.45	1.276	57.528	0.001
4th Settimana	11.70	1.418		

TABLE 3   *3 Confronto all'interno del gruppo A - Dorsiflessione passiva*
La TABELLA 4.4 mostra l'analisi descrittiva della dorsiflessione attiva: la media e la deviazione standard al 1° giorno erano 8,30±0,86. Dopo 2 settimane di trattamento, abbiamo riscontrato un aumento significativo della media e della deviazione standard, rispettivamente 10,40±1,14. Dopo il trattamento, ovvero dopo 4 settimane di trattamento, la media e la deviazione standard sono aumentate a 11,90±1,16. La significatività statistica è stata rilevata in quanto il valore p è 0,001 e il valore F è 73,92.

VARIABILI	MALE	SD	VALORE F	VALORE P
Giorno 1	8.30	.865		
2a settimana	10.40	1.142	73.929	0.001
4th settimana	11.90	1.165		

TABLE 4   *4 Confronto nel gruppo B- Dorsiflessione attiva*
La TABELLA 4.5 mostra l'analisi descrittiva della dorsiflessione passiva: la media e la deviazione standard al 1° giorno erano di 8,80±1,005. Dopo 2 settimane di trattamento, abbiamo riscontrato un aumento significativo della media e della deviazione standard, rispettivamente 11,30±1,129. Dopo il trattamento, cioè dopo 4 settimane di trattamento, la media e la deviazione standard sono aumentate a 13,50±1,235. La significatività statistica è stata rilevata in quanto il valore p è 0,001 e il valore F è 87,07.

VARIABILI	MALE	SD	VALORE F	VALORE P
Giorno 1	8.80	1.005		
2a settimana	11.30	1.129	87.075	0.001
4th settimana	13.50	1.235		

TABLE 5   *5 Confronto all'interno del gruppo B - dorsiflessione passiva*
La TABELLA 4.6 mostra l'analisi descrittiva della dorsiflessione attiva, la media e la deviazione standard al primo giorno sono risultate più alte nel gruppo B (7,35±1,08) rispetto al gruppo A (6,80±1,05) con una differenza statisticamente significativa t = 1,62 e un valore di p pari a 0,11. Dopo 2 settimane di trattamento, la differenza media era maggiore nel gruppo B (9,45±1,28) rispetto al gruppo A (8,15±1,04) con una differenza statisticamente

30

significativa t = 3,53 e un valore di p pari a 0,001. Dopo 4 settimane di trattamento, la media è risultata più alta nel gruppo B (11,70±1,42) rispetto al gruppo A (9,85±1,26) con una differenza statisticamente significativa t = 4,35 e valore di p 0,001.

Variabili	GRUPPO A STRETCHING STATICO		GRUPPO B ESERCIZIO ECCENTRICO			P valutare e
	Media	Standard. Deviazione	Media	Standard. Deviazione	valore t	
ADFROM1D	6.80	1.056	7.35	1.089	-1.62	.113
ADFROM2W	8.15	1.040	9.45	1.28	-3.53	.001
ADFROM4W	9.85	1.268	11.70	1.42	-4.35	.001

TABLE 6 *6 Confronto dell'ampiezza di movimento in dorsiflessione attiva tra il gruppo A e il gruppo B*

TABLE 7 7 mostra l'analisi descrittiva della dorsiflessione passiva, la media al 1° giorno è risultata più alta nel gruppo B (8,80±1,005) rispetto al gruppo A (8,30±0,86) con una differenza statisticamente significativa t = 1,69 e valore di p 0,100. Dopo 2 settimane di trattamento, la media era più alta nel gruppo B (11,30±1,13) rispetto al gruppo A (10,40±1,14) con una differenza statisticamente significativa t = 2,51 e un valore di p pari a 0,17. Dopo 4 settimane di trattamento, la media è risultata più alta nel gruppo B (13,50±1,24) rispetto al gruppo A (11,90±1,16) con una differenza statisticamente significativa t = 1,24 e un valore di p pari a 0,001.

Variabili	GRUPPO A STRETCHING STATICO		GRUPPO B ECCENTRICO ESERCIZIO			
	Media	Standard. Deviazione	Media	Standard. Deviazione	valore t	Valore p
PDFROM1D	8.30	.865	8.80	1.005	-1.69	.100
PDFROM2W	10.40	1.142	11.30	1.13	-2.51	.017
PDFROM4W	11.90	1.165	13.50	1.24	-4.21	.001

TABELLA 4.7 Confronto dell'ampiezza di movimento in dorsiflessione passiva tra il gruppo A e il gruppo B

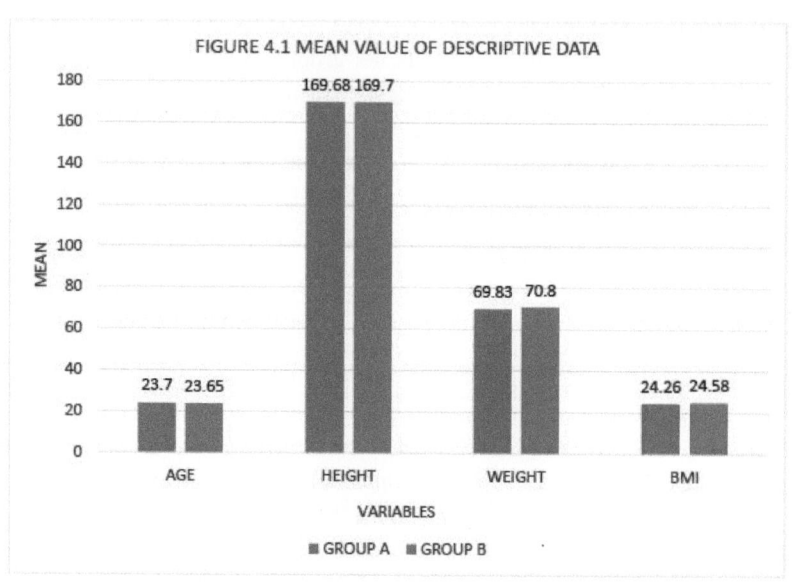

FIGURE 4.1 MEAN VALUE OF DESCRIPTIVE DATA

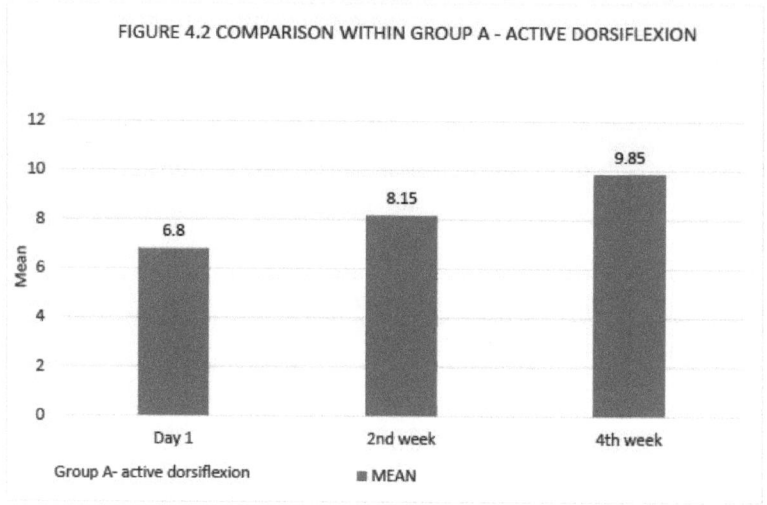

FIGURE 4.2 COMPARISON WITHIN GROUP A - ACTIVE DORSIFLEXION

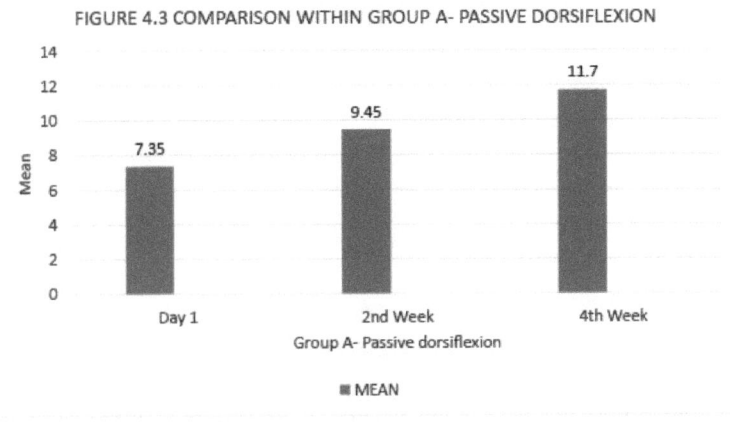

FIGURE 4.3 COMPARISON WITHIN GROUP A- PASSIVE DORSIFLEXION

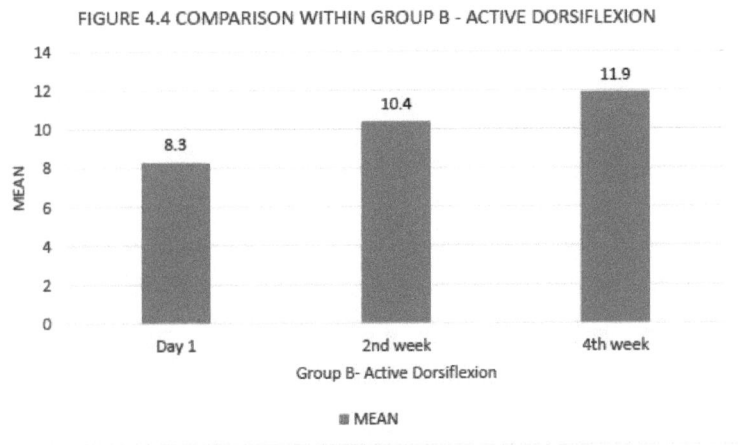

FIGURE 4.4 COMPARISON WITHIN GROUP B - ACTIVE DORSIFLEXION

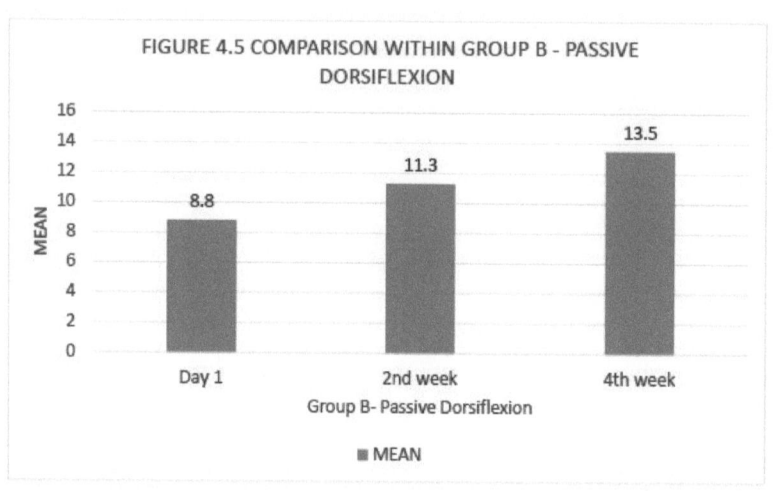

FIGURE 4.5 COMPARISON WITHIN GROUP B - PASSIVE DORSIFLEXION

CONFRONTO TRA GRUPPO A E GRUPPO B

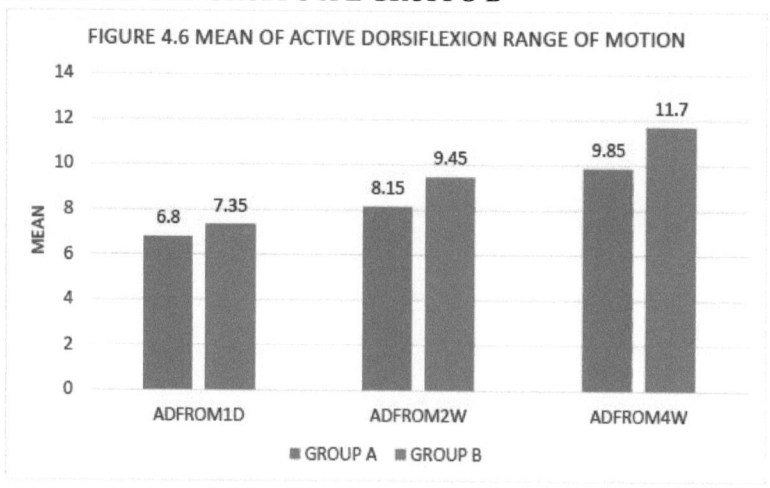

FIGURE 4.6 MEAN OF ACTIVE DORSIFLEXION RANGE OF MOTION

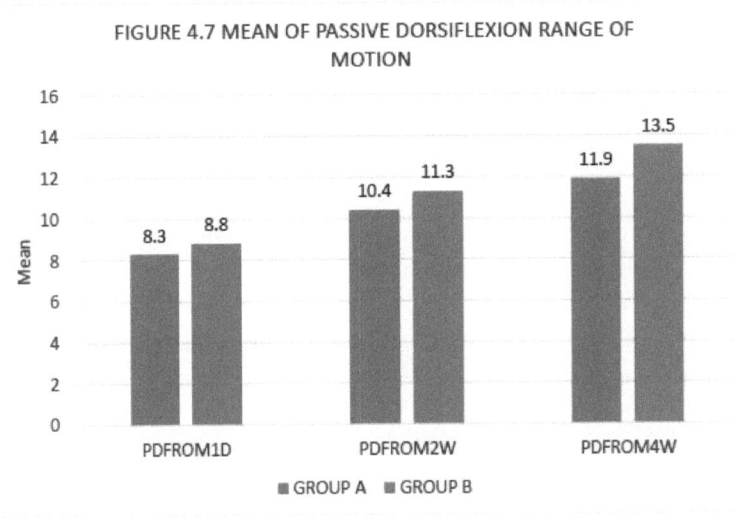

FIGURE 4.7 MEAN OF PASSIVE DORSIFLEXION RANGE OF MOTION

CAPITOLO 5

DISCUSSIONE

L'irrigidimento del muscolo del polpaccio (cioè la diminuzione della flessibilità o l'aumento della rigidità) è associato alla diminuzione della dorsiflessione della caviglia e a diversi altri disturbi (Middleton e Kolodin, 1992). Il nostro studio è stato condotto per esaminare l'efficacia della flessibilità del muscolo del polpaccio con lo stretching statico rispetto all'esercizio eccentrico in giovani adulti con flessibilità limitata del muscolo del polpaccio.

L'analisi all'interno del gruppo ha mostrato un miglioramento statisticamente significativo del range di movimento attivo e passivo nel gruppo A, ovvero lo stretching statico.

Per quanto riguarda la dorsiflessione attiva, la media e la deviazione standard al 1° giorno erano di 6,80±1,056. Dopo 2 settimane di trattamento, abbiamo riscontrato un aumento significativo della media e della deviazione standard, rispettivamente 8,15±1,04. Dopo il trattamento, cioè dopo 4 settimane di trattamento, la media e la deviazione standard sono aumentate a 9,85±1,26.

Per quanto riguarda la dorsiflessione passiva, la media e la deviazione standard al primo giorno erano di 7,35±0,08. Dopo 2 settimane di trattamento abbiamo riscontrato un aumento significativo della media e della deviazione standard, rispettivamente 9,45±1,27. Dopo il trattamento, cioè dopo 4 settimane di trattamento, la media e la deviazione standard sono aumentate a 11,70±1,41.

Il possibile meccanismo potrebbe essere che lo stretching statico è stato stabilito come un mezzo efficace per aumentare il ROM intorno all'articolazione della caviglia e la flessibilità muscolare (Bandy et al, 1998). Questo allungamento prolungato aumenta la flessibilità muscolare, consentendo al fuso muscolare di adattarsi nel tempo e di smettere di sparare. Lo stretching passivo prolungato sfrutta il riflesso miotatico inverso, che favorisce il rilassamento muscolare e quindi consente un ulteriore allungamento e ROM. Inoltre, controlla il movimento, consentendo di eseguire l'allungamento in modo sicuro, con un rischio ridotto di lesioni rispetto ad altri tipi di intervento (Smith, 1994). Al contrario, alcuni tester hanno concluso che lo stretching non ha alcun effetto sulla prevenzione degli infortuni. Avela et al. (1999) hanno suggerito che la diminuzione del riflesso H si recupera rapidamente ed è limitata solo alla durata dello stretching statico. Ciò significa che una diminuzione della spinta eccitatoria delle afferenze Ia sui motoneuroni alfa riduce l'eccitazione del pool di motoneuroni, forse a causa di una ridotta scarica a riposo dei fusi muscolari attraverso una maggiore compliance dell'unità muscolo-tendinea. Una minore reattività dei fusi muscolari potrebbe comportare una diminuzione del numero di fibre muscolari che vengono attivate successivamente (Beedle et al, 2008).

Indipendentemente dai meccanismi alla base dei miglioramenti della flessibilità, i benefici dello stretching e di un'adeguata flessibilità sembrano essere reali. Lo stretching stesso aumenta l'afflusso di sangue alle articolazioni e ai muscoli, contribuendo a riscaldarli, il che migliora le prestazioni funzionali durante lo sport e le attività della vita quotidiana (Savelberg e Meijer, 2003). Anche se ci sono prove sostanziali che suggeriscono che lo stretching eseguito prima delle attività fisiche può diminuire le prestazioni muscolari (Behm, Bambury, Cahill e Power, 2004; Cramer et al., 2004; Cramer et al., 2007; Nelson, Guillory, Cornwell e Kokkonen, 2001), essi raccomandano una pratica regolare dello stretching statico per il suo effetto soddisfacente sulla flessibilità, come dimostrato nel presente studio. Importanti quanto lo stretching sono i miglioramenti della flessibilità acquisiti grazie all'allenamento di stretching. Allo stesso modo, una corretta flessibilità muscolare sembra ridurre il rischio di lesioni muscolo-tendinee (Cross e Worrell, 1999; Mahieu et al., 2006; Witvrouw et al., 2003). La flessibilità sembra avere un ruolo importante anche nella funzione muscolare, migliorando i risultati di vari tipi di attività (Shrier, 2004). Secondo Ferreira, Teixeira-Salmela e Guimaraes (2007) e LaRoche, Lussier e Roy (2008), l'aumento della flessibilità derivante da un allenamento di stretching a lungo termine migliora le prestazioni muscolari e, di conseguenza, la capacità funzionale.

Per quanto riguarda l'analisi all'interno del gruppo B, ovvero l'allenamento eccentrico, sono stati osservati miglioramenti significativi nel range di movimento attivo e passivo.

Per quanto riguarda la dorsiflessione attiva, la media e la deviazione standard al 1° giorno erano di 8,30±0,86. Dopo 2 settimane di trattamento, si è riscontrato un aumento significativo della media e della deviazione standard, rispettivamente 10,40±1,14. Dopo il trattamento, ovvero dopo 4 settimane di trattamento, la media e la deviazione standard sono aumentate a 11,90±1,16.

Per la dorsiflessione passiva, la media e la deviazione standard al 1° giorno erano 8,80±1,005. Dopo 2 settimane di trattamento, abbiamo riscontrato un aumento significativo della media e della deviazione standard, rispettivamente 11,30±1,129. Dopo il trattamento, cioè dopo 4 settimane di trattamento, la media e la deviazione standard sono aumentate a 13,50±1,235.

Il possibile meccanismo potrebbe essere che l'allenamento eccentrico comporta un allungamento attivo dell'unità muscolo-tendinea (Maffulli et al, 2008). Le contrazioni eccentriche sono utilizzate per decelerare il movimento di un segmento corporeo da una velocità superiore a una velocità inferiore o per arrestare il movimento di un'articolazione già in movimento. Poiché il muscolo si allunga anziché accorciarsi, il cambiamento relativamente recente della terminologia da contrazione muscolare ad azione muscolare sta diventando più comunemente accettato (Nancy e Timothy, 2011). In primo luogo, l'allenamento eccentrico potrebbe aumentare i sarcomeri in serie, aumentando così la compliance delle fibre muscolari (Lynn e Morgan, 1994). In secondo luogo, l'effetto dell'allenamento eccentrico potrebbe portare a un aumento della resistenza alla trazione e all'ipertrofia dei tendini. In terzo luogo, l'effetto della componente di allungamento dell'allenamento eccentrico può avere un'influenza significativa sulle caratteristiche elastiche del tendine (Paschalis et al, 2007).

Il meccanismo alla base dell'aumento della flessibilità con l'attività eccentrica attraverso l'intero range di movimento non è chiaro. Il muscolo scheletrico ha un grande potenziale di adattamento indotto dalla contrazione eccentrica e i cambiamenti morfologici sono legati all'aggiunta di sarcomeri in serie (Daniel N., 2007). La contrazione ripetuta (eccentrica) porta alla rottura e al danneggiamento della membrana, con conseguenti movimenti incontrollati di Ca+ e sviluppo di contratture localizzate (J.E. Gregory, 2002). Tuttavia, Keitaro Kubo et al., 2000, hanno suggerito che lo stretching diminuisce la viscosità delle strutture tendinee ma aumenta l'elasticità, cioè la rigidità del muscolo. Lo stretching statico ha determinato un aumento della flessibilità a causa dei cambiamenti nelle proprietà viscoelastiche. Hanno messo in relazione l'aumento della lunghezza del muscolo con il comportamento viscoelastico, vale a dire che questo tipo di stiramento può regolare la sensibilità posizionale degli organi tendinei del Golgi influenzando la componente elastica serie del muscolo. (C. De Weijer et al, 2003).

Nell'analisi tra i gruppi, l'allenamento eccentrico ha mostrato un miglioramento statisticamente significativo dell'ampiezza di movimento attiva e passiva rispetto allo stretching statico.

Per quanto riguarda la dorsiflessione attiva, la media al 1° giorno era più alta nel gruppo B (7,35) rispetto al gruppo A (6,80). Dopo 2 settimane di trattamento, la media era più alta nel gruppo B (9,45) rispetto al gruppo A (8,15). Dopo 4 settimane di trattamento, la media era più alta nel gruppo B rispetto al gruppo A (9,85).

Per quanto riguarda la dorsiflessione passiva, la media al 1° giorno era più alta nel gruppo B (8,80) rispetto al gruppo A (8,30). Dopo 2 settimane di trattamento, la media era più alta nel gruppo B (11,30) rispetto al gruppo A (10,40). Dopo 4 settimane di trattamento, la media era più alta nel gruppo B (13,50) rispetto al gruppo A (11,90).

Il confronto tra i valori pre-test e post-test dell'ADFROM e della PDFROM della caviglia per i gruppi mostra un miglioramento significativo in entrambi i gruppi. Si può quindi affermare che queste tecniche sono efficaci individualmente nel migliorare la flessibilità del muscolo del polpaccio. In questo studio, la DFROM della caviglia è risultata significativamente maggiore dopo lo stretching statico e l'allenamento eccentrico rispetto a prima dello stretching. Tuttavia, il miglioramento della flessibilità dei muscoli del polpaccio è stato maggiore rispetto allo stretching statico. I nostri risultati indicano che l'aumento della DFROM attiva e passiva della caviglia ottenuto con l'allenamento eccentrico è maggiore rispetto allo stretching statico.

I possibili meccanismi responsabili dell'aumento della lunghezza del muscolo dopo lo stretching non sono del tutto noti (Weppler e Magnusson, 2010). I miglioramenti del ROM osservati dopo l'allenamento di stretching statico potrebbero essere spiegati dal fatto che nello stretching statico c'è una grande possibilità di aumentare il numero di sarcomeri in serie (lunghezza del muscolo) grazie a una più lunga esposizione alle sollecitazioni generate nello specifico grado di allungamento, che rimane costante (Bandy e Sanders, 2001). Inoltre, lo stretching aumenta la viscoelasticità e riduce la rigidità dei tessuti muscolari e connettivi (Halbertsma, Van Bolhuis e Goken, 1996; Magnusson, Simonsen, Aagaard e Kjaer, 1996), migliorando l'estensibilità muscolare.

Tuttavia, molti studi (Ben e Harvey, 2010; Folpp, Deall, Harvey e Gwinn, 2006; Konrad e Tilp, 2014; Law et al., 2009) hanno confutato l'esistenza di un adattamento meccanico muscolare dopo lo stretching statico. Essi affermano invece che ciò che sembra essere un cambiamento meccanico nell'estensibilità muscolare è in realtà solo una maggiore capacità sensoriale di tollerare il disagio associato all'allungamento dei muscoli tesi.

L'entità dell'aumento della flessibilità dopo l'allenamento eccentrico sembra essere clinicamente rilevante e in linea con gli aumenti osservati dopo lo stretching statico.

Allo stesso modo, l'aumento del ROM in dorsiflessione (variazione media $=+6°$) riportato da Mahieu et al. è relativamente elevato e corrisponde almeno agli aumenti riportati dopo lo stretching statico. È più difficile interpretare la rilevanza clinica degli aumenti della flessibilità osservati dopo l'allenamento eccentrico, se non notare che la flessibilità è aumentata in modo significativo in ogni gruppo muscolare studiato, in misura variabile. Sebbene sia probabile che entrambe le misure di flessibilità (ROM e FL) siano fortemente correlate, ciò non è stato ancora chiaramente stabilito e l'angolo di pennato delle fibre muscolari può influenzare la relazione. Tuttavia, l'unico studio che ha esaminato sia il ROM che la flessibilità ha dimostrato chiari miglioramenti sia nella flessibilità che nel ROM dopo l'allenamento eccentrico.

Un altro studio ha dimostrato che non è possibile stabilire in modo definitivo come i guadagni di flessibilità osservati dopo l'allenamento eccentrico si confrontino con quelli riportati per lo stretching statico. L'unico studio di questa revisione che ha confrontato l'allenamento eccentrico e un programma di stretching statico non ha osservato alcuna differenza significativa tra i due, con entrambi i gruppi che hanno dimostrato grandi aumenti clinicamente significativi del ROM. Considerato l'ulteriore beneficio dell'allenamento eccentrico nello sviluppo della potenza e nella prevenzione degli infortuni.

Nelson (2006) ha riportato che l'allenamento eccentrico (guadagno=9,48°) attraverso un range di movimento completo ha migliorato la flessibilità del bicipite femorale rispetto ai guadagni ottenuti da un gruppo di stretching statico (guadagno=5,05°) o da un gruppo di controllo (guadagno=-1,08°), e i nostri risultati confermano questo dato.

Alcuni studi hanno riconosciuto gli effetti dello stretching dei muscoli del polpaccio (gastrocnemio e soleo) osservando i cambiamenti risultanti nel ROM dell'articolazione della caviglia. Gajdosik et al. (2006) hanno riscontrato un aumento significativo del range di movimento in dorsiflessione dopo 8 settimane di stretching statico. Mahieu et al. (2007) hanno dimostrato che la dorsiflessione della caviglia di soggetti sani è aumentata dopo 6 settimane di allenamento eccentrico. I due studi precedenti hanno esaminato gli effetti dello stretching statico ed eccentrico sulla flessibilità, rispettivamente.

LIMITAZIONI

Questo studio sugli effetti dello stretching statico e dell'allenamento eccentrico sulla flessibilità del muscolo del polpaccio presenta diverse limitazioni.

1) La dimensione del campione è limitata; pertanto, i risultati devono essere trattati con cautela e deve essere eseguito uno studio più ampio.

2) Nel presente studio sono stati utilizzati solo soggetti giovani di sesso maschile e gruppi di età diverse potrebbero produrre risultati diversi.

3) Non sono stati considerati i carichi o le sollecitazioni applicate ai legamenti della caviglia e ai muscoli del polpaccio.

CAPITOLO 6

CONCLUSIONI

I risultati dello studio indicano che il gruppo A, ovvero gli esercizi di stretching statico, ha mostrato miglioramenti statisticamente significativi nella flessibilità attiva e passiva dei muscoli del polpaccio nell'analisi di gruppo.

Allo stesso modo, anche il gruppo B, ovvero l'allenamento eccentrico, ha mostrato miglioramenti statisticamente significativi nella flessibilità attiva e passiva dei muscoli del polpaccio nell'analisi all'interno del gruppo.

Per quanto riguarda l'analisi tra i gruppi, il gruppo B ha mostrato miglioramenti statisticamente significativi nella flessibilità attiva e passiva dei muscoli del polpaccio rispetto al gruppo A, ovvero lo stretching statico negli studenti universitari maschi.

AMBITO DI STUDIO FUTURO

• La durata del protocollo può essere aumentata.

• Lo studio può essere condotto utilizzando un campione di grandi dimensioni.

• Il confronto può essere fatto con la popolazione femminile.

• Saranno necessari ulteriori studi e un periodo di follow-up più lungo per determinare quale metodo sia più efficace.

RIFERIMENTI

Aaltonen, S., Karjalainen, H., Heinonen, A., Parkkari, J., & Kujala, U. M. (2007). Prevenzione degli infortuni sportivi: revisione sistematica degli studi randomizzati e controllati. *Archives of internal medicine, 167*(15), 1585-1592.

Alfredson, H. e Lorentzon, R. (2000). Tendinosi cronica dell'achilleo. *Critical Reviews™ in Physical and Rehabilitation Medicine, 12*(2).

Alter, M. J. (2004). La *scienza della flessibilità*. Human Kinetics.

Anderson, B. e Burke, E. R. (1991). Aspetti scientifici, medici e pratici dello stretching. *Clinics in sports medicine, 10*(1), 63-86.

Aquino, C. F., Fonseca, S. T., Goncalves, G. G., Silva, P. L., Ocarino, J. M., & Mancini, M. C. (2010). Stretching rispetto all'allenamento della forza in posizione allungata in soggetti con muscoli del bicipite femorale tesi: uno studio randomizzato controllato. *Terapia manuale, 15* (1), 26-31.

Avela, J., Kyrolainen, H. e Komi, P. V. (1999). Alterazione della sensibilità dei riflessi dopo uno stiramento muscolare passivo ripetuto e prolungato. *Journal of Applied Physiology*.

Ayala, F., de Baranda, P. S., Croix, M. D. S., & Santonja, F. (2013). Confronto tra tecniche di stretching attivo in maschi con flessibilità normale e limitata degli hamstring. *Physical Therapy in Sport, 14*(2), 98-104.

Bandy WD, Sanders B 2001 Esercizio terapeutico: Tecniche di intervento. Filadelfia, Lippincott, Williams e Wilkins.

Bandy, W. D., Irion, J. M. e Briggler, M. (1997). L'effetto del tempo e della frequenza dello stretching statico sulla flessibilità dei muscoli hamstring. *Terapia fisica, 77*(10), 1090-1096.

Bandy, W. D., Irion, J. M. e Briggler, M. (1998). L'effetto dello stretching statico e dell'allenamento del range di movimento dinamico sulla flessibilità dei muscoli del bicipite femorale. *Journal of Orthopaedic & Sports Physical Therapy, 27*(4), 295-300.

Beedle, B., Rytter, S. J., Healy, R. C. e Ward, T. R. (2008). Il pre-test di stretching statico e dinamico non influisce sulla forza massimale. *Journal of Strength & Conditioning Research, 22*(6), 1838-1843.

Behm, D. G., Bambury, A., Cahill, F. e Power, K. (2004). Effetto dello stretching statico acuto su forza, equilibrio, tempo di reazione e tempo di movimento. *Medicine & Science in Sports & Exercise, 36*(8), 1397-1402.

Ben M, Harvey LA 2010 Lo stretching regolare non aumenta l'estensibilità muscolare: Uno studio randomizzato e controllato. Scandinavian Journal of Medicine and Science in Sports 20: 136-144.

Chan, S. P., Hong, Y. e Robinson, P. D. (2001). Flessibilità e resistenza passiva dei bicipiti femorali di giovani adulti con due diversi protocolli di stretching statico. *Scandinavian journal of medicine & science in sports*, *11* (2), 81-86.

Cipriani, D., Abel, B. e Pirrwitz, D. (2003). Confronto tra due protocolli di stretching sul range di movimento dell'anca: implicazioni per la durata totale dello stretching giornaliero. *Journal of Strength & Conditioning Research*, *17*(2), 274-278.

Ciullo, J. V. e Zarins, B. (1983). Biomeccanica dell'unità muscolo-tendinea: relazione con le prestazioni atletiche e gli infortuni. *Clinics in sports medicine*, *2*(1), 71-86.

Cole, G. K., van den Bogert, A. J., Herzog, W. e Gerritsen, K. G. (1996). Modellazione della produzione di forza nel muscolo scheletrico sottoposto a stiramento. *Journal of Biomechanics*, *29*(8), 1091-1104.

Croxford, P., Jones, K. e Barker, K. (1998). Confronto inter-tester tra la stima visiva e la misurazione goniometrica della dorsiflessione della caviglia. *Teoria e pratica della fisioterapia*, *14*(2), 107-113.

Davis, D. S., Ashby, P. E., McCale, K. L., McQuain, J. A., & Wine, J. M. (2005). L'efficacia di 3 tecniche di stretching sulla flessibilità dei tendini del ginocchio utilizzando parametri di stretching coerenti. *The journal of strength & conditioning research*, *19*(1), 27-32.

De Weijer, V. C., Gorniak, G. C., & Shamus, E. (2003). L'effetto dello stretching statico e dell'esercizio di riscaldamento sulla lunghezza dei tendini del ginocchio nell'arco di 24 ore. *Journal of Orthopaedic & Sports Physical Therapy*, *33*(12), 727-733.

De Weijer, V. C., Gorniak, G. C., & Shamus, E. (2003). L'effetto dello stretching statico e dell'esercizio di riscaldamento sulla lunghezza dei tendini del ginocchio nell'arco di 24 ore. *Journal of Orthopaedic & Sports Physical Therapy*, *33*(12), 727-733.

De Weijer, V. C., Gorniak, G. C., & Shamus, E. (2003). L'effetto dello stretching statico e dell'esercizio di riscaldamento sulla lunghezza dei tendini del ginocchio nell'arco di 24 ore. *Journal of Orthopaedic & Sports Physical Therapy*, *33*(12), 727-733.

DePino, G. M., Webright, W. G., & Arnold, B. L. (2000). Durata del mantenimento della flessibilità degli hamstring dopo la cessazione di un protocollo di stretching statico acuto. *Journal of athletic training*, *35*(1), 56.

Ferreira, D. N., Labanca, J. L., Silva, M. F., Silva, A. F., dos Anjos, M. T., Pessoa, C. G., ... & Bittencourt, N. (2007, dicembre). Analisi dell'influenza dello stretching statico e dell'allenamento eccentrico sulla flessibilità dei muscoli hamstring. In *ISBS-Archivio degli atti della conferenza*.

Ferreira, D. N., Labanca, J. L., Silva, M. F., Silva, A. F., dos Anjos, M. T., Pessoa, C. G., ... & Bittencourt, N. (2007, dicembre). Analisi dell'influenza dello stretching statico e dell'allenamento eccentrico sulla flessibilità dei muscoli hamstring. In *ISBS-Archivio degli atti della conferenza*.

Folpp H, Deall S, Harvey LA, Gwinn T 2006 Gli aumenti apparenti dell'estensibilità muscolare con l'allungamento regolare possono essere spiegati da cambiamenti nella tolleranza all'allungamento? Australian Journal of Physiotherapy 52: 45-50.

Ford, P. e McChesney, J. (2007). Durata del mantenimento del ROM degli hamstring al termine di tre protocolli di stretching. *Journal of sport rehabilitation, 16* (1), 18-27.

Gajdosik, R. L. (2006). Relazione tra l'età e le proprietà passive di un tratto di dorsiflessione della caviglia e il test di stance a una gamba in donne anziane. *Perceptual and motor skills, 103*(1), 177-182.

Gajdosik, R. L. (2006). Relazione tra l'età e le proprietà passive di un tratto di dorsiflessione della caviglia e il test di stance a una gamba in donne anziane. *Perceptual and motor skills, 103*(1), 177-182.

Halbertsma JPK, Van Bolhuis AI, Goeken LNH 1996 Stretching sportivo: effetto sulla rigidità muscolare passiva dei bicipiti femorali corti. Archives of Physical Medicine and Rehabilitation 77: 688-692.

Harris ML. (1996) Flessibilità. Terapia fisica. 49: 591-601.

Harvey, L., Herbert, R. e Crosbie, J. (2002). Lo stretching induce un aumento duraturo del ROM articolare? Una revisione sistematica. *Physiotherapy Research International, 7*(1), 1-13.

Herbert, R. D. e Gabriel, M. (2002). Effetti dello stretching prima e dopo l'esercizio fisico sull'indolenzimento muscolare e sul rischio di lesioni: revisione sistematica. *Bmj, 325*(7362), 468.

Hopper, D., Deacon, S., Das, S., Jain, A., Riddell, D., Hall, T., & Briffa, K. (2005). La mobilizzazione dinamica dei tessuti molli aumenta la flessibilità degli hamstring in soggetti sani di sesso maschile. *British journal of sports medicine, 39*(9), 594-598.

Hunter, G. R., McCarthy, J. P. e Bamman, M. M. (2004). Effetti dell'allenamento di resistenza sugli adulti anziani. *Medicina dello sport, 34*(5), 329-348.

Hutson, M. A. (a cura di). (1996). *Lesioni sportive: riconoscimento e gestione.* Oxford University Press, USA.

Jang, H. J., Kim, S. Y., & Jang, H. J. (2014). Confronto della durata del mantenimento della flessibilità del muscolo del polpaccio dopo stretching statico, allenamento eccentrico su superficie stabile e allenamento eccentrico su superficie instabile in giovani adulti con tensione muscolare del polpaccio. *Physical Therapy Korea, 21* (2), 57-66.

Johnson, E. G., Bradley, B. D., Witkowski, K. R., McKee, R. Y., Telesmanic, C. L., Chavez, A. S., ... & Zimmerman, G. J. (2007). Effetto di un programma di stretching statico dell'unità muscolo-legamentosa del polpaccio sull'ampiezza di movimento della dorsiflessione della caviglia in donne anziane. *Journal of geriatric physical therapy*, *30*(2), 49-52.

Karas, M. A. e Hoy, D. J. (2002). Compensazione della dorsiflessione del mesopiede nell'individuo affetto da tensione della corda del tallone: implicazioni per la progettazione di dispositivi ortesici. *JPO: Journal of Prosthetics and Orthotics*, *14*(2), 82-93.

Kisner, C., Colby, L. A. e Borstad, J. (2017). *Esercizio terapeutico: fondamenti e tecniche*. Fa Davis.

Konrad A, Tilp M 2014 L'aumento del range di movimento dopo lo stretching statico non è dovuto a cambiamenti nelle strutture muscolari e tendinee. Biomeccanica clinica 29: 636-642.

Kubo, K., Kanehisa, H., Kawakami, Y. e Fukunaga, T. (2001). Influenza dello stretching statico sulle proprietà viscoelastiche delle strutture tendinee umane in vivo. *Journal of applied physiology*, *90*(2), 520-527.

Law RY, Harvey LA, Nicholas MK, Tonkin L, De Sousa M, Finniss DG 2009 Gli esercizi di allungamento aumentano la tolleranza all'allungamento nei pazienti con dolore muscoloscheletrico cronico: Uno studio randomizzato e controllato. Terapia fisica 89: 1016-1026.

LeVeau, B. F., Williams, M. e Lissner, H. R. (1992). *Biomeccanica del movimento umano di Williams e Lissner*. Saunders.

Lynn, R. e Morgan, D. L. (1994). La corsa in declinazione produce più sarcomeri nelle fibre muscolari del vasto intermedio di ratto rispetto alla corsa in pendenza. *Journal of applied physiology*, *77*(3), 1439-1444.

Maffulli, N., Walley, G., Sayana, M. K., Longo, U. G., & Denaro, V. (2008). Allenamento eccentrico dei muscoli del polpaccio in pazienti sportivi con tendinopatia di Achille. *Disabilità e riabilitazione*, *30*(20-22), 1677-1684.

Magnusson SP, Simonsen EB, Aagaard P, Kjaer M 1996 Risposte biomeccaniche a stiramenti ripetuti nel muscolo del ginocchio umano in vivo. American Journal of Sports Medicine 24: 622-628.

Mahieu NN, Witvrouw E, Stevens V, Van Tiggelen D, Roget P 2006 Fattori di rischio intrinseci per lo sviluppo di lesioni da overuse del tendine d'Achille: Uno studio prospettico. American Journal of Sports Medicine 34: 226-235.

Malliaropoulos, N., Papalexandris, S., Papalada, A. e Papacostas, E. (2004). Il ruolo dello stretching nella riabilitazione delle lesioni al bicipite femorale: Follow-up di 80 atleti. *Medicina e scienza nello sport e nell'esercizio fisico*, *36*(5), 756-759.

Mason, D. L., Dickens, V. A. e Vail, A. (2007). Riabilitazione per le lesioni al tendine del ginocchio. *Database Cochrane di revisioni sistematiche*, (1).

Middleton, J. A., & Kolodin, E. L. (1992). Fascite plantare-tallonina atleti. *Journal of athletic training*, *27*(1), 70.

Middleton, J. A., & Kolodin, E. L. (1992). Fascite plantare-tallonina atleti. *Journal of athletic training*, *27*(1), 70.

NELSON, A. G., GUILLORY, I. K., CORNWELL, A., & KOKKONEN, J. (2001). L'inibizione della produzione di coppia massima volontaria isocinetica dopo lo stretching è specifica della velocità. *Journal of Strength & Conditioning Research*, *15*(2), 241-246.

Nelson, R. T. (2006). Confronto tra gli effetti immediati dell'allenamento eccentrico e dello stretching statico sulla flessibilità dei tendini del ginocchio in atleti di scuole superiori e università. *Rivista nordamericana di terapia fisica dello sport: NAJSPT, 1* (2), 56.

Nelson, R. T. (2006). Confronto tra gli effetti immediati dell'allenamento eccentrico e dello stretching statico sulla flessibilità dei tendini del ginocchio in atleti di scuole superiori e università. *Rivista nordamericana di terapia fisica dello sport: NAJSPT, 1* (2), 56.

Nelson, R. T. e Bandy, W. D. (2004). L'allenamento eccentrico e lo stretching statico migliorano la flessibilità dei tendini del ginocchio nei ragazzi delle scuole superiori. *Journal of athletic training*, *39*(3), 254.

Nelson, R. T. e Bandy, W. D. (2004). L'allenamento eccentrico e lo stretching statico migliorano la flessibilità dei tendini del ginocchio nei ragazzi delle scuole superiori. *Journal of athletic training*, *39*(3), 254.

Neumann, D. (2010). Kinesiologia del sistema muscoloscheletrico. St. Louis, Mo: Mosby.

Novacheck, T. F. (1998). La biomeccanica della corsa. *Gait & posture*, *7*(1), 77-95.

O'Sullivan, K., Murray, E. e Sainsbury, D. (2009). L'effetto del riscaldamento, dello stretching statico e dello stretching dinamico sulla flessibilità degli hamstring in soggetti precedentemente infortunati. *BMC musculoskeletal disorders*, *10*(1), 1-9.

Parkkari, J., Kujala, U. M. e Kannus, P. (2001). È possibile prevenire gli infortuni sportivi? *Medicina dello sport*, *31* (14), 985-995.

Pope R, Herbert R, Kirwan J. Uno studio randomizzato sullo stretching pre-esercizio per la prevenzione delle lesioni agli arti inferiori. Med Sci Sports Exercise. 2000, 32: 271-7.

Pope, R., Herbert, R. e Kirwan, J. (1998). Effetti dell'ampiezza della dorsiflessione della caviglia e dello stretching dei muscoli del polpaccio prima dell'esercizio sul rischio di lesioni nelle reclute dell'esercito. *Australian Journal of Physiotherapy*, *44*(3), 165-172.

Power, K., Behm, D., Cahill, F. A. R. R. E. L. L., Carroll, M., & Young, W. A. R. R. E. N. (2004). Un allenamento acuto di stretching statico: effetti sulla forza e sulle prestazioni di salto. *Medicine & Science in Sports & Exercise*, *36*(8), 1389-1396.

Rubini, E. C., Costa, A. L. e Gomes, P. S. (2007). Gli effetti dello stretching sulle prestazioni di forza. *Medicina dello sport*, *37*(3), 213-224.

Sady, S. P., Wortman, M. V. e Blanke, D. (1982). Allenamento della flessibilità: facilitazione neuromuscolare balistica, statica o propriocettiva? *Archives of physical medicine and rehabilitation*, *63*(6), 261-263.

Samukawa, M., Hattori, M., Sugama, N. e Takeda, N. (2011). Effetti dello stretching dinamico sulle proprietà del tessuto muscolo-tendineo dei flessori plantari. *Terapia manuale*, *16*(6), 618-622.

Savelberg, H. H. e Meijer, K. (2003). Contributo dei muscoli mono e biarticolari ai momenti articolari del ginocchio in estensione in corridori e ciclisti. *Journal of applied physiology*, *94*(6), 2241-2248.

Shrier, I. (2004). Lo stretching migliora le prestazioni?: una revisione sistematica e critica della letteratura. *Clinical Journal of Sport Medicine*, *14*(5), 267-273.

Spernoga, S. G., Uhl, T. L., Arnold, B. L., & Gansneder, B. M. (2001). Durata del mantenimento della flessibilità dei tendini del ginocchio dopo un protocollo di stretching modificato di mantenimento e rilassamento. *Journal of athletic training*, *36*(1), 44.

Sudhakar, S. e Kumar, G. M. (2016). Confrontare gli effetti dello stretching statico e dell'allenamento eccentrico sulla flessibilità degli hamstring in atleti maschi collegiali. *International Journal of Physiotherapy and Occupational Therapy*, *2*(2), 39-44.

Takada, J. (1990). Teoria dello sport e della salute per studenti. *Kanagawa: Kogaku-Shuppan*.

Thacker SB, Gilchrist J, Stroup DF, et al. L'impatto dello stretching sul rischio di lesioni sportive: una revisione sistematica della letteratura. Med Sci Sports Exerc 2004; 36:3718.

van Mechelen, W., Hlobil, H., Kemper, H. C., Voorn, W. J., & de Jongh, H. R. (1993). Prevenzione degli infortuni nella corsa mediante esercizi di riscaldamento, raffreddamento e stretching. *American journal of sports medicine*, *21* (5), 711-719.

Visnes, H. e Bahr, R. (2007). L'evoluzione dell'allenamento eccentrico come trattamento della tendinopatia rotulea (ginocchio del saltatore): una revisione critica dei programmi di esercizio. *British journal of sports medicine, 41* (4), 217-223.

Wang, S. S., Whitney, S. L., Burdett, R. G., & Janosky, J. E. (1993). Flessibilità muscolare degli arti inferiori nei corridori di lunga distanza. *Journal of Orthopaedic & Sports Physical Therapy, 17*(2), 102-107.

Weldon, S. M. e Hill, R. H. (2003). L'efficacia dello stretching per la prevenzione degli infortuni legati all'esercizio fisico: una revisione sistematica della letteratura. *Terapia manuale, 8* (3), 141-150.

Weppler CH, Magnusson SP 2010 Aumentare l'estensibilità muscolare: Si tratta di aumentare la lunghezza o di modificare la sensazione? Terapia fisica 90: 438-449.

Witvrouw, E., Lysens, R., Bellemans, J., Cambier, D., & Vanderstraeten, G. (2000). Fattori di rischio intrinseci per lo sviluppo di dolore al ginocchio anteriore in una popolazione di atleti: uno studio prospettico di due anni. *American journal of sports medicine, 28*(4), 480-489.

Yamaguchi, T. e Ishii, K. (2005). Effetti dello stretching statico per 30 secondi e dello stretching dinamico sulla potenza dell'estensione delle gambe. *Journal of Strength and Conditioning Research, 19*(3), 677-683.

Yamamoto, T. (1996). Importanza della flessibilità per la prevenzione degli infortuni e il miglioramento delle prestazioni sportive. *Training Journal, 196,* 84-87.

Yeung, E. W., & Yeung, S. S. (2001). Una revisione sistematica degli interventi per prevenire gli infortuni da corsa ai tessuti molli degli arti inferiori. *British Journal of Sports Medicine, 35*(6), 383-389.

ALLEGATO

ALLEGATO-1
APPROVAZIONE ETICA

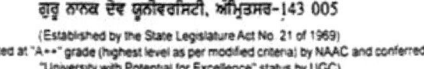

Department of Human Genetics
GURU NANAK DEV UNIVERSITY, AMRITSAR-143 005 (India)
ਹਿਊਮਨ ਜਨੈਟਿਕਸ ਵਿਭਾਗ
ਗੁਰੂ ਨਾਨਕ ਦੇਵ ਯੂਨੀਵਰਸਿਟੀ, ਅੰਮ੍ਰਿਤਸਰ-143 005

(Established by the State Legislature Act No 21 of 1969)
(Accredited at "A++" grade (highest level as per modified criteria) by NAAC and conferred
"University with Potential for Excellence" status by UGC)

கrea No ___166___ /HG
ਮਿਤੀ/Dated ___3/10/2019___

TO WHOM IT MAY CONCERN

This is to certify that the Institutional Ethics Committee of Guru Nanak Dev University, Amritsar, in its meeting held on 27.9.2019, reviewed the following synopses with confirmation of the proceedings on 27.9.2019:

1 M.P.T (Ortho)-Sem-1 dissertation synopsis "Efficiency of Suboccipital and Sternocleidomastoid release technique in cervicogenic headache" submitted by Baljeet Kaur (Supervisor: Ms. Sandeep Kaur, Department of Physiotherapy, Guru Nanak Dev University, Amritsar).

2 M.P.T (Ortho)-Sem-1 dissertation synopsis "Effect of eccentric exercise and static stretching in improving the calf muscle flexibility in University male students" submitted by Mr. Dwarikanath Rout (Supervisor: Ms. Sandeep Kaur, Department of Physiotherapy, Guru Nanak Dev University, Amritsar)

3 M.P.T (Ortho)-Sem-1 dissertation synopsis "Efficiency of core stability exercise on physioball versus trunk balance exercise for non- specific chronic low back pain" submitted by Mr. Kumar Vikram (Supervisor: Ms. Sandeep Kaur, Department of Physiotherapy, Guru Nanak Dev University, Amritsar)

4 M.P.T (Ortho)-Sem-1 dissertation synopsis "Prevalance of lower crossed syndrome in female collegiate students" submitted by Ms. Manisha Langeh (Supervisor: Ms. Sandeep Kaur, Department of Physiotherapy, Guru Nanak Dev University, Amritsar)

5 M.P.T (Ortho)-1 dissertation synopsis "Effect of neurodynamic sliding technique on bilateral hamstring flexibility and balance in normal elderly population" submitted by Ms. Sanchika Roy (Supervisor: Ms. Sandeep Kaur, Department of Physiotherapy, Guru Nanak Dev University, Amritsar)

The committee cleared the above M.P.T (Ortho)-Sem-1 dissertation synopses of Baljeet Kaur, Mr. Dwarikanath Rout, Mr. Kumar Vikram, Ms. Manisha Langeh and Ms. Sanchika Roy from all ethical aspects

Prof (Dr) Badaruddoza
Member Secretary
Institutional Ethics Committee
Guru Nanak Dev University
Amritsar

Phones 0183-2258802-09, 2450601-14 Extn. 3452, 3445

CONSENSO INFORMATO

ID/o S/o

R/o

Partecipare volontariamente allo studio **"Confrontare l'efficacia dell'esercizio eccentrico e dello stretching statico nel migliorare la flessibilità del muscolo del polpaccio negli studenti universitari maschi"**, condotto da Dwarikanath Rout, MPT (Ortopedia), sotto la supervisione di Sandeep Kaur, Dipartimento di Fisioterapia, Guru Nanak Dev University.

Sono stato informato sulla natura della ricerca e mi sono offerto volontario con piena conoscenza della Procedura. Le informazioni fornite sono vere.

Data:

Luogo:

Nome:

Firma:

Firma del ricercatore:

ALLEGATO-3
MODULO DI RACCOLTA DATI
NOME:
DATA:
ETÀ:
GENERE:
ALTEZZA:
PESO:
INDIRIZZO:

SCALE	GIORNO 1	2ND SETTIMANA POST INTERVENTO	4TH SETTIMANA POST INTERVENTO
ATTIVO DORSIFLESSIONE GAMMA DI MOZIONE			
PASSIVO DORSIFLESSIONE GAMMA DI MOZIONE			

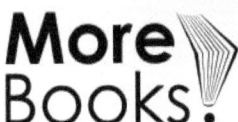
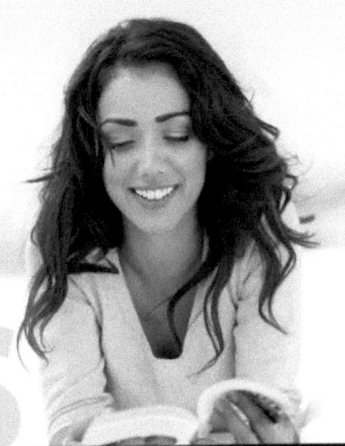

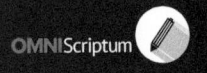

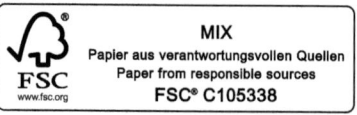